Michael Gienger

REINIGEN AUFLADEN SCHÜTZEN

Wie wir Heilsteine richtig zur Wirkung bringen

W0176488

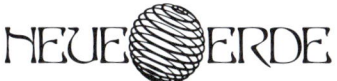

NEUE ERDE

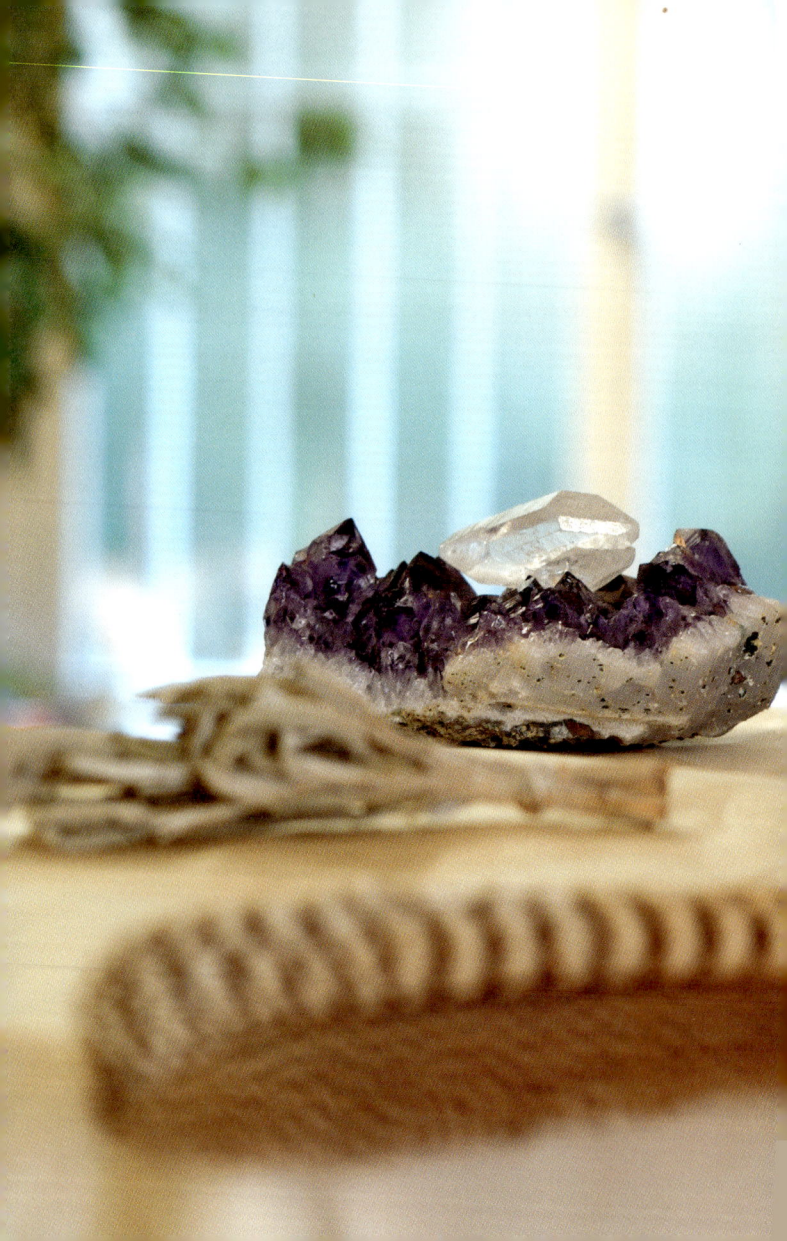

Inhalt

Der sichere Umgang mit Heilsteinen

Es war ein Phänomen, mit dem niemand gerechnet hatte: Ich hatte einen Heliotrop, der mir mehrmals bei Erkältungen gute Dienste geleistet hatte, an einen Freund weitergegeben. Der Grund dafür ist mir nicht mehr im Sinn, der Effekt dafür um so mehr. Denn kaum hängte sich jener den Stein am Lederband um den Hals, bekam er Erkältungssymptome. Und zwar so rasch, dass er glücklicherweise auf die Idee kam, den Stein wieder abzulegen. Und siehe da – die Erkältungssymptome schwanden ebenso schnell, wie sie erschienen waren. Nun war die Neugier geweckt: Er legte den Stein wieder an – und die Symptome kamen; Stein wieder weg – die Symptome gingen. Und so wiederholte sich das ganze mehrmals. Selbstverständlich legte er den Stein zu guter Letzt beiseite, und dann kam der unvermeidliche Anruf: »Sag bloß, was für einen Stein hast du mir da um Himmels willen gegeben?!«

Ich wusste es nicht. Was war mit dem Stein los? Eigentlich war Heliotrop ja ein Stein, der bei Erkältungen helfen sollte, warum löste er nun diese Symptome aus? War das wie in der Homöopathie, wo ein Mittel beim Gesunden jene Symptome auslöst, die es beim Kranken heilt? Wir versuchten es sofort mit einem anderen Heliotrop, doch da blieben diese Effekte aus. Zurück zum ersten Exemplar – und prompt kamen die Erkältungssymptome wieder. Irgend etwas schien diesem Stein – und nur diesem Stein – »anzuhängen«, was bei anderen Heliotropen nicht der Fall war. Zwar kamen mir in diesem Moment die Erkältungen wieder in den Sinn, die ich mit genau diesem Stein kuriert hatte, doch was half uns das weiter? Möglicherweise hatte der Stein »Krankheitsinformationen« gespeichert. Doch wie – und vor allem, wie bekommt man diese wieder weg?

Ich begann zu recherchieren und war höchst erstaunt, wie viele Quellen ich zum Thema »Speichern und Löschen feinstofflicher Informationen« fand! Offenbar war dieses Thema seit Urzeiten bekannt, und es fanden sich immer wieder dieselben Hinweise, wie unerwünschte »Informationen« gelöscht werden können: Räucherungen waren weltweit das beliebteste

Mittel, gefolgt von Reinigungen mit Salz, die allein im »Handwörterbuch des deutschen Aberglaubens«,* einem Lexikon zu Brauchtum und Volksgut, zehn Seiten beanspruchen! Zeitgleich – es war die zweite Hälfte der 1980er Jahre – stieß ich auf mündliche Überlieferungen nordamerikanischer Schamanen, die zum feinstofflichen Reinigen von Kristallen ausdrücklich das Einlegen in Amethystdrusen empfahlen.

Nun, all das war schnell ausprobiert: In intensiven Krankheiten eingesetzte Heilsteine wurden von sensiblen Personen getestet, die meist unangenehme Empfindungen verspürten. Natürlich war ich skeptisch genug, um auch »unbenutzte« Steine unterzumischen, doch zu meiner Verwunderung wurden diese tatsächlich als »neutraler« wahrgenommen. Die offensichtlich »verunreinigten« Steine wurden dann den verschiedenen Methoden unterzogen: Mit Salz bestreut, in Rauch gehalten, auf Amethyst-Drusenstücke gelegt... Und siehe da – sie lösten im Anschluss weder unangenehme Empfindungen noch irgendwelche Krankheitssymptome aus. Selbst der eingangs genannte Heliotrop war wieder »sauber«.

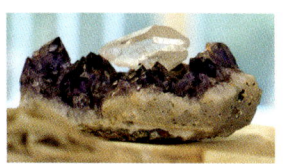

Seither gehört das »Reinigen von Steinen« zum festen Repertoire des sicheren und sorgfältigen Umgangs mit Heilsteinen. Unerwünschte »Nebeneffekte« lassen sich damit deutlich reduzieren, der Erfolg steinheilkundlicher Anwendungen wird verlässlicher. Auch auf den Menschen übertragen, ergeben sich aus unseren Erfahrungen interessante Erkenntnisse zum Thema »Reinigung und Schutz«, über die das vorliegende Büchlein nun berichten soll...

Tübingen, Frühjahr 2008
Michael Gienger

* Hanns Bächtold-Stäubli: *Handwörterbuch des deutschen Aberglaubens*, Walter de Gruyter, Berlin 1987 (Nachdruck der Originalausgabe von 1936)

Wie entstehen »Verunreinigungen«?

Der unsichtbare Ballast

Kennen Sie das: Sie sehen einen wunderschönen Stein, doch wenn Sie ihn in die Hand nehmen, kommt er Ihnen »komisch« vor? Oder Sie tragen Ihre Lieblings-Steinkette, doch nach einer Weile wird diese bleischwer, und es wird Ihnen eng um den Hals? – Was Sie hier wahrnehmen, ist der »unsichtbare Ballast«, der vielen Dingen anhaftet. Doch was ist das?

Der »unsichtbare Ballast« ist nichts anderes als aufgenommene und gespeicherte »Information«. Wobei die Aufnahme und Speicherung von Information eigentlich gar nichts Negatives ist. Nur wenn sie uns zu stören und zu beeinträchtigen beginnt, empfinden wir sie als »Ballast«. Ansonsten ist sie eben einfach da...

Das eindrucksvollste Erlebnis hatte ich in diesem Zusammenhang mit einem ostpreußischen Bernstein aus einer alten Sammlung. Als ich den Stein das erste Mal in Händen hielt, hatte ich den unwillkürlichen Impuls, die Augen zu schließen, und schon sah ich eine weite Landschaft mit wogenden Getreidefeldern vor mir. Ich fasste meine Eindrücke für die Anwesenden in Worte, und als ich die Augen wieder öffnete, stand 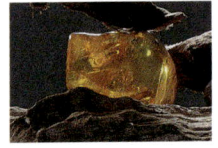 eine ältere Dame mit tränenfeuchten Augen dabei und sagte: »Sie haben soeben in wunderschönen Worten meine Heimat beschrieben!« Sie stammte aus Ostpreußen und hatte die beschriebene Gegend wiedererkannt – nur, ich selbst war noch nie in Ostpreußen gewesen. Die Bilder konnten folglich nur im Bernstein selbst gewesen sein. Und sie berührten mich so tief, dass ich seither einen starken Wunsch verspüre, ins Baltikum zu fahren; dass mir in der Folge »zufällig« Bücher wie »Die Mücke im Bernstein«* (ein Ostpreußenroman) in die Hände fielen u. v. m.

---

* Else G. Stahl: *Die Mücke im Bernstein*, Franz Ehrenwirth Verlag, München 1971 (als Taschenbuch: Bastei Lübbe Tb. Nr.12952, Bergisch Gladbach 1989)

Natürlich würde ich in diesem Fall weder von einem »Ballast« noch von einer »Verunreinigung« reden, da mich die Informationen aus diesem Bernstein eher positiv berührten und inspirierten. Doch das sind eben die beiden Seiten derselben Medaille: Wo wir auf schöne oder angenehm inspirierende Informationen treffen, ziehen uns diese an. Wo wir dagegen auf belastende oder beeinträchtigende Informationen treffen, stoßen uns diese ab. Wobei die Bewertung »anziehend« oder »abstoßend« von niemand anderem als uns selbst getroffen wird! Denken Sie nur an die Musik (auch eine Art der »Information«): Was dem einen gefällt, ist dem anderen zum Grausen...

Doch so, wie wir die Musik, die uns missfällt, abstellen können (zumindest wenn sie aus dem eigenen Radio kommt), so können wir auch störende Informationen aus Steinen löschen – sofern es nicht die »Eigeninformationen« des Steins selbst aufgrund seiner Farbe, Beschaffenheit, Struktur und Entstehung sind.* Die gehören unabänderlich zu ihm und sind nicht löschbar! – Doch was sind »Informationen« eigentlich genau?

Informationen

Was Informationen eigentlich sind, lässt sich am Beispiel der Gedanken verstehen: Gedanken sind keine Materie (sie sind nicht »greifbar«) und auch keine physikalische Energie (es gibt kein Messgerät für sie). Doch Gedanken können wahrgenommen und ausgetauscht werden. Haben Sie nicht auch schon erlebt, dass Sie einen »Gedanken gefasst« haben, und plötzlich spricht jemand genau diesen Gedanken aus?

Informationen sind geistige Ideen und Konzepte. Ideen, »wie etwas ist«, oder Konzepte, »wie etwas funktioniert«. Schon die antiken Philosophen Sokrates, Platon und Aristoteles sprachen von der »Welt der Ideen« hinter der »Welt der Erscheinungsformen«. Die ganze Natur organisiert sich durch den Austausch von Informationen. Klänge, Bilder oder eben Gedanken sind »Informationen«, die wir selbst erschaffen oder aufnehmen und

---

* Siehe Michael Gienger: *Die Steinheilkunde*, Neue Erde, Saarbrücken 1995

weitergeben. Auch Materie wird durch Informationen gestaltet und geformt, wie die Forschungen Rupert Sheldrakes belegen.[*]

Information an sich ist also etwas rein Geistiges und weder Energie noch Materie. Das wird häufig verwechselt. Insbesondere Energie wird oft mit Information gleichgesetzt. Doch das sind zwei verschiedene Dinge. Am besten lässt sich das am Beispiel eines Radiosenders verstehen: Ein Radiosender strahlt Energie in einer ganz bestimmten Frequenz aus. Um ihn zu empfangen, stellen wir unser Radio auf dieselbe Frequenz ein (soundsoviel Megahertz). Damit haben wir über »Resonanz« (Mitschwingen in derselben Frequenz) die energetische Verbindung hergestellt. Von nun an können wir die Informationen empfangen, die der Radiosender durch Modulationen (Abwandlungen der Intensität oder Unterbrechungen) auf seiner Sendeenergie mitschickt. Doch was wir schließlich im Radio hören, ist nicht die Sendefrequenz an sich (das wäre ja nur ein und derselbe Ton), sondern die darauf transportierte Information, die gewissermaßen wie der Reiter auf dem Ross zu uns reist.

Information lässt sich also auf Energie auflagern und wieder von dieser Energie ablesen (Bsp. Radio, Fernsehsender, Mobiltelefon usw.). Doch was bei uns ankommt, was wir wahrnehmen und verarbeiten, ist nicht die Trägerfrequenz (Energie), sondern die aufmodulierte Information. Dasselbe trifft auf materielle Speicherungen von Information zu. Die Buchstaben, die Sie gerade lesen, sind an sich einfach schwarze Partikelchen auf weißem Papier. Was Sie aufnehmen und verarbeiten, sind jedoch nicht Papier und Druckerschwärze (ich hoffe zumindest, Sie verspeisen dieses Büchlein nicht!), sondern die gewissermaßen »aufgelagerte« Information.

Anhaftung

Auf diese Weise können Informationen an Energie oder Materie »anhaften«, ohne selbst diese Energie oder Materie zu sein. Doch die »anhaftende Information« verändert ihre jeweilige Grundlage. So kann ein bedrucktes

[*] Rupert Sheldrake: *Das Gedächtnis der Natur*, Scherz, München 1988

Blatt Papier zum Lachen bringen (wenn Sie es lesen und nicht verspeisen!) oder todtraurig stimmen (es gibt Romane, die sollte man gleich auf Taschentuchpapier drucken), was einem weißen Blatt Papier so ohne weiteres und in der Intensität nicht möglich ist. Anhaftende Information kann also die Grundeigenschaften des Trägermediums massiv überlagern und verändern.

Und das erleben wir tagtäglich. In der Steinheilkunde gerade auch dann, wenn wir an einem schönen Stein plötzlich etwas »ganz anderes« wahrnehmen. Eine Empfindung, ein Gefühl, eine Wahrnehmung, eine Inspiration, eine Idee o. ä. Das kann ein Teil des Steins selbst sein, denn auch Farbe, Beschaffenheit, Struktur und Entstehung des Steins vermitteln sich uns als wahrnehmbare Informationen – es kann aber auch einfach etwas »Anhaftendes« sein, das mit dem Stein selbst gar nichts zu tun hat. Ähnlich wie im Wasser, in dem solche Fremdeinflüsse in der Bewegung, beim Eintrocknen oder Einfrieren sogar sichtbar werden,[*] können Gedanken, Gefühle, Stimmungen oder eben »Krankheitsinformationen« im Stein an Energie oder Materie »angehängt« und so mit ihm verbunden sein.

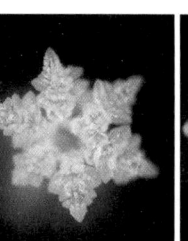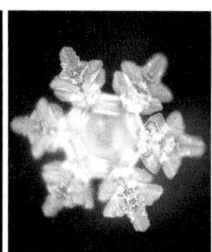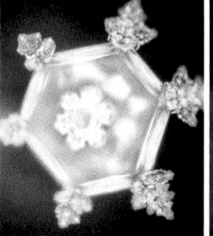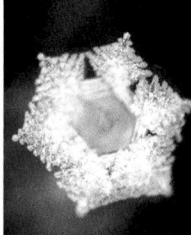

Wasserkristalle machen die Information im Wasser sichtbar: Hier ein und dasselbe Wasser, das mit den »Vier Jahreszeiten« von Vivaldi bespielt wurde (v. l .n .r.: Frühling, Sommer, Herbst und Winter). Die Information verändert die Form, obwohl Materie und Energie identisch sind.[**]

[*] Siehe M. Gienger, J. Goebel: *Edelsteinwasser*, Neue Erde, Saarbrücken 2006
[**] Fotos entnommen aus Masaru Emoto, *Die Antwort des Wassers* Bd. 1, KOHA-Verlag, Burgrain 2002

Aufgenommene Informationen in Steinen sind durchaus wahrnehmbar! So lässt sich erspüren, ob der Schleifer, der den Stein bearbeitete, einen guten Tag hatte oder nicht. Oder ob er vorherige Träger eines Schmuckstücks gesund war oder krank. Indianische Schamanen nennen Steine auch »Halter der Energie«, denn tatsächlich speichern Steine solche Informationen besonders gut und (im Vergleich zum Wasser) sehr, sehr lange. Insbesondere Quarzkristalle werden von Schamanen daher auch die »Gedächtniszellen der Erde« genannt.

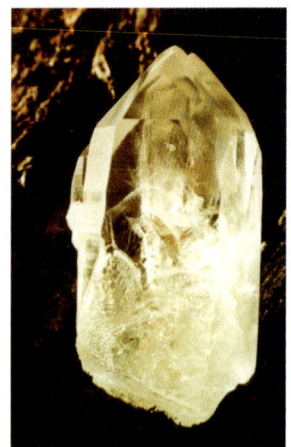

Reinigung

Genau diese »anhaftenden« Fremdinformationen in den Steinen können zum »unsichtbaren Ballast« werden, wenn sie bei uns unangenehme Empfindungen und Reaktionen auslösen oder gar Krankheitssymptome hervorrufen, also unsere körperlichen und seelischen Funktionen stören und beeinträchtigen.

Für diese Fälle gibt es nun Methoden, Steine zu »reinigen«, also von diesem »unsichtbaren Ballast« zu befreien. Auf den folgenden Seiten finden Sie verschiedene Verfahren zur »Reinigung« der Steine, die vielfach erprobt und sicher wirksam sind. Achten Sie auf diese Pflege Ihrer Steine, damit sie Ihnen über das Wohlgefallen hinaus auch ein Wohlbefinden vermitteln können.

Waschen und Säubern

Bevor wir die »feinstoffliche Reinigung« in Augenschein nehmen, zuvor noch ein Blick auf das »grobstoffliche Säubern«. Nicht nur Massagesteine, die schon aus hygienischen Gründen von Öl, Schweiß und Hautpartikeln gesäubert werden müssen, auch Schmuck oder andere äußerlich getragene Steine sollten regelmäßig gründlich saubergemacht und gegebenenfalls gewaschen werden.

Verschmutzung und Veränderungen

Der Kontakt mit Hautschweiß und Hautfett sowie mitunter allein schon der Kontakt mit Luftfeuchtigkeit und Sauerstoff können zu Veränderungen der Oberfläche mancher Steine führen. Es können sich Ablagerungen bilden (Hautfett), insbesondere im Schmuck oder auf porösen und dadurch saugfähigen Steinen; es können sich chemische Umwandlungen der Oberfläche vollziehen (durch Schweiß, Luftfeuchtigkeit oder Sauerstoff) – und es kann auch Wachs oder Öl verlorengehen, mit dem der Stein zur Verbesserung seines Glanzes oder seiner Transparenz behandelt war.

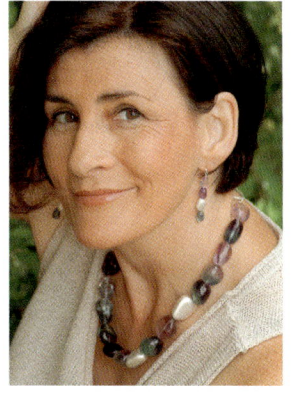

Durch solche Einflüsse können sich Steine verändern. Ihr Glanz kann abstumpfen (z. B. bei Hämatit), ihre Oberfläche kann matt werden (z. B. bei Malachit), ihre Farbe kann nachlassen (z. B. bei Purpurit), Metallfassungen können anlaufen (insbesondere Silber) usw. Diese Veränderungen beeinträchtigen die Schönheit des Steins mitunter ganz massiv – was wiederum zu einer Veränderung unserer inneren Einstellung gegenüber dem Stein führen kann, schließlich fällen wir selbst die Entscheidung, was uns stört und was nicht.

Neutral betrachtet, verändern sich die Heilwirkungen eines Steins nicht, wenn er oberflächlich etwas Transparenz, Glanz oder Farbe verliert. Doch ein Stein, der uns weniger gefällt, wird automatisch weniger getragen oder angewandt – und das beeinträchtigt seine Wirkung dann möglicherweise enorm.

Folglich ist das Waschen und Säubern von Steinen nicht »nur« eine ästhetische oder hygienische Angelegenheit, sondern auch eine regelmäßige Erneuerung und Verbesserung unserer positiven Einstimmung auf den jeweiligen Stein.

Allerdings gibt es auch Veränderungen der Steine, die durch Waschen und Säubern nicht mehr umkehrbar sind, wie z. B. Oberflächenveränderungen durch chemische Umwandlungen. Andere werden durch Waschen sogar noch verstärkt, wie z. B. das Mattwerden bestimmter Steine durch den Entzug von Öl und Wachs.

Bitte beachten Sie in diesen Fällen, dass die Wirksamkeit der Steine trotzdem nach wie vor bestehenbleibt. Behauptungen, die Steine würden dann nutz- und wertlos, sind schlicht falsch! Denken Sie daran, wofür Ihnen diese Steine schon (als Schmuck und/oder Heilstein) gedient haben – und dass sie es allein deshalb wert sind, weiterhin gepflegt und verwendet zu werden.

Säubern und Waschen

Heilsteine sollten insbesondere in folgenden Fällen sehr gründlich gesäubert und gegebenenfalls gewaschen werden:

- Neugekaufte Steine vor der ersten Verwendung.
- Deutlich verunreinigte oder oberflächlich veränderte Steine.
- Massagesteine nach der Anwendung oder längere Zeit am Körper getragene Steine.
- Steine, die ausgeliehen und von anderen in Krankheitsfällen verwendet wurden.

Die mechanische Reinigung durch gründliches Waschen und gegebenenfalls Bürsten ist dabei der erste Schritt, bis der Stein völlig sauber ist.

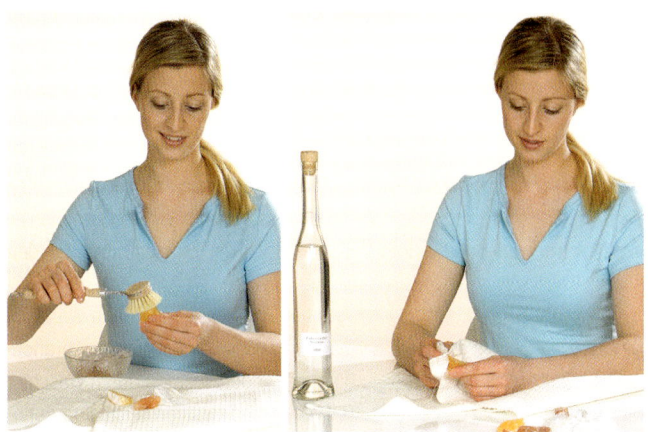

Mechanische Reinigung   *Desinfektion*

Setzen Sie bei starker Verschmutzung eventuell auch ein biologisches Spülmittel, die nachfolgend beschriebene Waschlotion oder ein Schmuck-reinigungsmittel ein. Anschließend unter fließendem handwarmem Wasser gründlich abspülen!

Bitte beachten Sie beim Bürsten und Waschen die naturgegebene Empfindlichkeit eines Steins. Filigrane und brüchige Mineralien müssen natürlich vorsichtig und sorgfältig, evtl. nur mit einem Pinsel gereinigt werden. Und wasserlösliche Steine dürfen natürlich weder unter Wasser gehalten noch gewaschen werden.

Wasserlösliche Mineralien unter den gängigen Heilsteinen sind z. B. Alunit (Alaun), Chalkanthit (Kupfervitriol), Halit und Ulexit. Empfindlich gegen Wasser oder Waschlösungen sind mitunter auch Purpurit, Pyrit, Galenit (Bleiglanz) und andere Sulfide (Schwefelsalze). Bei Edelopalen sind viele Reinigungsmittel eher zu meiden, da sie möglicherweise den Wassergehalt im Stein verändern, der jedoch für das schöne Opalisieren wichtig ist!

Nach dem Säubern und Waschen können Steine auch mit Alkohol desinfiziert werden, was vor allem vor dem Ansetzen als Edelsteinwasser* oder zur Hygiene bei Massageanwendungen sinnvoll ist. Am besten werden die Steine hierzu mit einem alkoholbenetzten Tuch abgerieben und anschließend unter fließendem Wasser abgespült. Vollständiges Einlegen in hochprozentigen Alkohol würde etliche Steine schädigen. Und selbstverständlich sind die o. g. wasserlöslichen oder empfindlichen Steine auch hiervon ausgeschlossen!

Die Waschlotion

Um Massage- und Therapiesteine vor und nach der Anwendung gründlich zu säubern und zugleich auch feinstofflich zu reinigen, entwickelte Monika Grundmann, die Begründerin der »Edelstein-Balance«,** eine tief wirkende und energetisch ausgewogene Waschlotion. Als Kosmetikerin und Edelstein-Masseurin suchte sie lange Zeit nach einer umfassenden Reinigung für sich und ihre Arbeitsmaterialien. Physische Sauberkeit und geistige Hygiene sollten dabei gleichermaßen berücksichtigt werden. Erfrischung und Reinheit auf allen Ebenen war das Ziel.

Schließlich entwickelte sie eine wirkungsvolle Lotion aus biologischer Kokosseife für die physische Reinigung, ätherischen Ölen wie Orange und Weihrauch für Reinigung, Desinfektion und seelische Erfrischung sowie spagyrischer Amethyst-Essenz für die geistige Klärung. Das Resultat war eine umfassend und ganzheitlich wirkende Waschlotion, die zur persönlichen Körperpflege und als »Seelenbalsam« ebenso geeignet ist wie zur Reinigung von Edelsteinen, Massageliegen, Praxisräumen u. v. m.

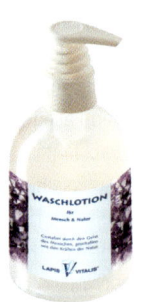

* M. Gienger, J. Goebel: *Edelsteinwasser,* Neue Erde 2006
** Siehe auch Monika Grundmann: *Schönheit durch Berühren,* Neue Erde, Saarbrücken 2006; sowie www.edelstein-balance.de

Gerade bei Steinen, die in der Massage oder Körperarbeit eingesetzt werden, sowie bei intensiv beanspruchten Heilsteinen wirkt die Waschlotion hervorragend. Durch die Weihrauch- und Amethyst-Essenz in der Lotion werden außerdem bereits auch viele Fremdinformationen in den Steinen gelöscht.

Das Wichtigste zur Waschlotion:
- **Anwendungsbereich:** Massagesteine, Heilsteine mit Körperkontakt, Praxisräume und Arbeitsgeräte, ebenso zur ganzheitlichen Körperpflege.
- **Anwendung:** Entspricht dem üblichen Einsatz von Seifen oder anderen Reinigungsmitteln.
- **Ungeeignet** für empfindliche Mineralstufen, wasserlösliche Steine (Chalkanthit, Halit usw.) und für Steinketten, da hier die Fäden möglicherweise leiden und reißen.

Schmuckreinigung

Die Reinigung von Schmuck ist einerseits besonders wichtig, wenn sich z. B. in Fassungen Ablagerungen von Schmutz und Hautfett bilden – und andererseits mitunter gerade schwierig, wenn Stein und Fassung in ihrer Empfindlichkeit sehr verschieden sind. So überlebt mancher Türkis z. B. nicht das Einlegen ins Silbertauchbad und umgekehrt laufen manche Silberfassungen durch Wasser und Waschmittel um so schneller an. In solchen Fällen ist natürlich Vorsicht geboten und die Reinigung mit Hilfe von Fachleuten (Goldschmiede, Juweliere) angesagt, die mit Ultraschall-Reinigungsgeräten und ähnlichem Möglichkeiten haben, die dem durchschnittlichen Haushalt versagt sind...

In weniger komplizierten Fällen lässt sich Schmuck jedoch durchaus in Eigenregie reinigen. Im Fachhandel gibt es hierfür eine Reihe sinnvoller Pflegemittel, von welchen hier stellvertretend zwei Produkte der Firma Sambol zur Reinigung von Schmuckstücken mit gefassten Steinen sowie Edelmetallen vorgestellt werden, die sich bewährt haben und bei sachgerechtem Gebrauch ungefährlich sind:

Schmuckwäsche: Die »Schmuckwäsche« ist ein sanftes Reinigungsmittel für Schmuck mit gefassten Steinen, das Fette und Verschmutzungen von getragenem Schmuck ebenso entfernt wie Reste von Schleif- und Polierpasten aus der Fertigung. Der große Vorteil dieses Produkts besteht darin, dass es für alle Schmuckwaren geeignet ist und auch weiche und empfindliche Steine nicht angreift.

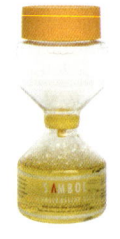

Bernsteinbad: Das »Bernsteinbad« von Sambol hilft insbesondere, angelaufenen Silberschmuck wieder zu reinigen und entoxidieren, wobei im Gegensatz zu anderen Silber-Tauchbädern auch weiche Steine geschont werden (Vorsicht jedoch bei Perlmutt!). Das Bernsteinbad ist sehr wirkungsvoll! Daher Schmuck mit Steinen nur kurz eintauchen, dann sehr gründlich unter fließendem, handwarmem Wasser abspülen und abtrocknen.

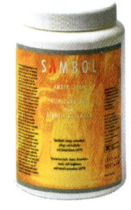

Weitere Reinigungs- und Pflegemittel, Silber-Tauchbäder, Edelmetall-Polituren oder Anlaufschutz-Sprays finden Sie im Fachhandel. Lassen Sie sich dort aber bitte auch über den jeweiligen Gebrauch sowie darüber unterrichten, für welche Steine die einzelnen Mittel nicht verwendbar sind. Für dieses Büchlein wurden bewusst nur zwei Mittel ausgewählt, die bei sachgerechtem Gebrauch keinem Schmuckstein schaden.

Das Wichtigste zur Schmuckreinigung:
- **Anwendungsbereich:** Edelmetallschmuck mit oder ohne gefasste Steine.
- **Anwendung:** Entspricht dem üblichen Einsatz von Seifen oder anderen Reinigungsmitteln.
- **Ungeeignet** für empfindliche Mineralstufen und wasserlösliche Steine (Chalkanthit, Halit usw.), das »Bernsteinbad« auch für Schmuck aus Perlmutt.

Doch nach der »äußeren Reinigung« nun zur »inneren Reinigung«, die zwei wichtige Schritte umfasst: Das »Entladen« und die »feinstoffliche Reinigung«.

Entladen

Energie als Informationsträger

Steine nehmen Energie auf. Sie werden warm, wenn man sie in Händen hält und am Körper trägt, oder sogar heiß, wenn sie in der Sonne liegen. Ein Teil der Informationen, die wir als »unsichtbaren Ballast« empfinden, ist mit dieser aufgenommenen Energie verbunden. Wird ein Stein zum Beispiel getragen, während wir krank sind, wird er oft sehr schnell heiß (auch wenn wir kein Fieber haben). Mit dieser spürbaren Energie werden dann auch »Krankheitsinformationen« gespeichert: Körperliches Empfinden (Schmerzen, Krankheitssymptome), Stimmungen (Unglücklichsein, Kummer usw.) und Gedanken (Sorgen, Betrachtungen zur Krankheit oder Genesung) können mit der aufgenommenen Energie verbunden sein.

Entladen der Energie

Um diese Energie samt den damit verbundenen Informationen wieder abzugeben, sollten Steine regelmäßig entladen werden. Am besten immer dann, wenn sie abgelegt werden (z. B. vor dem Schlafengehen) oder wenn sie sich für uns »unangenehm anfühlen«.

Die beste Methode zum Entladen der Steine ist fließendes Wasser. Wasser nimmt Energie (Wärme, statische Ladung usw.) auf und lässt diese abfließen. Und schon verschwindet auch ein Teil der damit verbundenen Fremdinformationen.

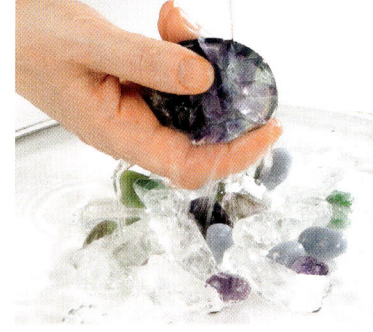

Halten Sie den zu entladenden Stein mindestens eine Minute unter fließendes Wasser, während Sie (wenn möglich) mit den Fingern kräftig die Oberfläche des Steins reiben. Diese wird sich zu Beginn oft »seifig« anfühlen, so dass die Finger leicht gleiten. Nach und nach wird der Widerstand größer, die

Bewegung der Finger auf der Oberfläche wird gebremst. Das zeigt an, dass der Stein entladen ist.

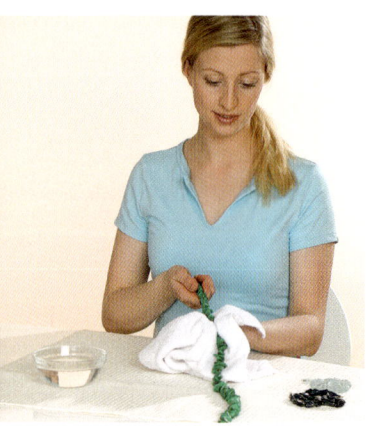

Steinketten sollten nur mit einem feuchten Tuch gereinigt und entladen werden, da sonst die Fäden möglicherweise leiden und reißen. Dazu wird ein feuchtes Tuch in die Hand genommen und die Kette mehrfach hindurchgezogen. Auch dadurch entladen sich die Steine, wobei anschließend das Tuch ausgewaschen und die Hände gründlich unter fließendem Wasser abgespült werden. Sonst besteht die Gefahr, dass wir selbst die entladene Energie aufnehmen.

Entladen auf Hämatit?

Häufig wird empfohlen, Steine durch Auflegen auf Hämatit-Trommelsteinchen zu entladen. Tatsächlich ist es so, dass Hämatit durch seine gute Leitfähigkeit Energie abfließen lässt (deshalb fühlt sich der Stein oft kalt an). Nur ist dieser Effekt längst nicht so umfassend wie beim fließenden

Wasser. Außerdem nehmen die Hämatit-Trommelsteinchen dabei Informationen auf und müssen anschließend selbst gereinigt werden. Statt einen zu reinigenden Stein hat man dann plötzlich viele! Die Hämatit-Methode ist daher gegenüber dem Wasser vergleichsweise ungenügend und in der Handhabung sehr viel aufwendiger.

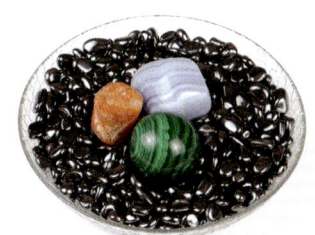

Entladen im Kühlfach?

Eine weitere in der Literatur empfohlene Methode zum Entladen von Steinen ist die Aufbewahrung im Gefrierfach des Kühlschranks. Durch das Abkühlen geben die Steine dabei tatsächlich Energie ab, weshalb sie sich kurz nach der Entnahme aus dem Kühlfach auch »frischer« anfühlen. Doch dieser Effekt ist nur von kurzer Dauer. Schon mit dem Erwärmen auf Zimmertemperatur stellt sich der vorangegangene Zustand (mit dem entsprechenden Empfinden) wieder ein. Zudem zeigt sich, dass keine Fremdinformation gelöscht wurde (im Gegensatz zum Wasser, das mit der Energie auch daran gebundene Informationen abfließen lässt). Ganz im Gegenteil: Kälte wirkt auch auf Informationen eher konservierend. Bei manchen Geräten kommt aufgrund des Elektrosmogs sogar noch neue Information hinzu. Auch diese Methode ist daher im Endeffekt eher ungenügend.

Die nach wie vor unangefochten beste Methode zum Entladen von Steinen ist und bleibt fließendes Wasser. Doch auch hier löscht das Entladen nur einen Teil der aufgenommenen Fremdinformationen im Stein. Daher sollten weitere Reinigungsschritte folgen.

Reinigen

Die Information der Vergänglichkeit

Eine wirklich tiefgreifende »feinstoffliche« Reinigung von Steinen erfolgt dann, wenn es gelingt, anhaftende Informationen tatsächlich zu lösen und vollständig zu löschen. Methoden, die dies bewirken, haben interessanterweise – so unterschiedlich sie sein mögen – immer eines gemeinsam: Sie vermitteln ihrerseits eine »Information der Vergänglichkeit«.

Aus geistiger Sicht ist »Vergänglichkeit« das Gegenteil von »Anhaftung«. Wird die Vergänglichkeit der Dinge tatsächlich erkannt, gibt es nichts mehr zum Anhaften und Festhalten, statt dessen ergibt sich die Chance, loszulassen und tatsächliche Freiheit zu erfahren.

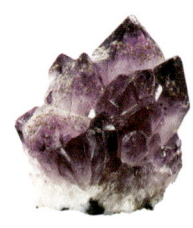

Diese Erkenntnis, die wir Menschen in der Meditation erfahren können, hat offenbar auf allen Ebenen des Seins Gültigkeit. Denn immer, wenn die »Information der Vergänglichkeit« ins Spiel kommt, kommen Lösungs- und Befreiungsprozesse in Gang. Amethyst beinhaltet diese »Information der Vergänglichkeit« durch den Einfluss der radioaktiven Strahlung im Entstehen, welche seine violette Farbe bedingt. Räucherungen schöpfen diese »Information der Vergänglichkeit« aus dem Verbrennen der Räuchersubstanz, Klangschalen aus ihrer intensiven Schwingung, die Strukturen in Bewegung bringt und auflösen kann. Und das Salz als tiefgreifendes Reinigungsmittel beinhaltet diese Informationen gleich mehrfach: Im Salz vereinigen sich die Informationen einer starken Säure und einer starken Lauge (Salzsäure und Natronlauge) – beides Substanzen von großer auflösender Kraft. Und obwohl sich die Ionen im Salz mit großer Kraft anziehen, löst es sich doch blitzschnell im Wasser auf – es verschwindet gewissermaßen ins »Nichts«... Diese »Informationen der Vergänglichkeit« führen nun offensichtlich dazu, dass sich andere Informationen aus der Anhaftung an ihr Trägermedium (Energie oder Materie) lösen und ihr bisheriger »Inhalt« vergeht.

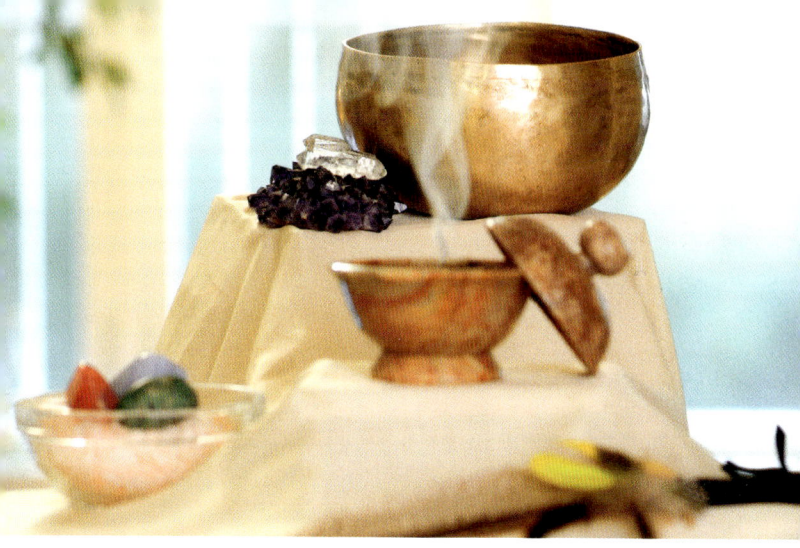

Was im Moment einer solchen tiefgreifenden Reinigung wahrnehmbar wird, ist ein Entweichen neutraler Energie oder einfach ein Gefühl restloser, vollständiger Befreiung. Diese Wahrnehmungen zeigen an, dass tatsächlich eine umfassende Reinigung erfolgt ist.

Doch nun die wichtigsten Methoden im einzelnen:

Reinigung auf Amethyst

Amethyst regt dazu an, sich von »Anhaftungen« zu lösen. Das erleben wir unmittelbar, wenn Amethyst hilft, sich von Trauer und Kummer zu lösen, um inneren Frieden zu finden. Oder wenn er hilft, sich von Süchten und Begierden zu lösen, um freier und selbstbestimmter zu sein.

Seine »Reinigungs-Information« lautet: »Beende das Anhaften und befreie dich von allem Anhaftenden!« Das betrifft sowohl uns selbst, wenn wir zu sehr an etwas festhalten, als auch all das, was sich zu fest an uns bindet. Amethyst bringt Befreiung und ist daher in den Mönchsorden vieler Religionen sehr geschätzt. Nicht umsonst ziert er auch den Ring katholischer Bischöfe.

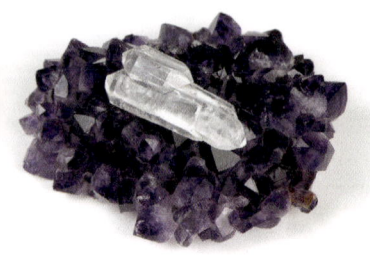

Amethyst wirkt auch bei Tieren (Lösen traumatischer Erfahrungen), Pflanzen (Vertreiben von Schädlingen) und sogar Steinen: Es ist genau diese Information, die bewirkt, dass Amethyst Steine aller Art von anhaftenden Fremdinformationen befreit. Weil er das »Anhaften« selbst auflöst, spielt es keine Rolle, um welche Fremdinformation oder welchen Stein es sich handelt.

Zur Reinigung auf Amethyst müssen die betreffenden Steine lediglich in eine Amethyst-Druse oder auf ein Amethyst-Drusenstück gelegt werden. Die aus den Kristallspitzen strahlende Energie durchdringt die darauf liegenden Steine mit der genannten »Reinigungs-Information«, so dass alle Fremdinformationen gelöst werden. Wurden die Steine zuvor unter fließendem Wasser entladen, genügen dafür schon zwei bis drei Stunden. Ist das nicht möglich (z. B. bei Steinketten), sind acht bis zwölf Stunden das notwendige Minimum. Es darf auch länger sein, ein »Zuviel« gibt es hier nicht!

Das Wichtigste zum Reinigen auf Amethyst:
- **Anwendung:** Vor der ersten Verwendung eines Steins sowie immer nach dem Ablegen – oder wenn nach Gefühl notwendig!
- **Dauer:** Nach vorherigem Entladen zwei bis drei Stunden, sonst acht bis zwölf Stunden, gerne auch länger.
- **Geeignet** für alle Steine außer Bernstein (s. u.).

Reinigung in Salz

Salz ist eine Substanz, deren reinigende und läuternde Wirkung in allen Kulturen zu allen Zeiten in hohem Ansehen stand. Seit Jahrtausenden wird es verwendet, um negative Einflüsse abzuwehren, Unfrieden abzuwenden und Krankheiten zu heilen. All das ist nichts anderes, als die

Befreiung von »anhaftenden« Informationen (vgl. Seite 20).

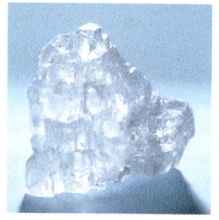

Salz hat diese Qualität, da es selbst durch einen langen Reinigungs- und Läuterungsprozess entsteht. Außerdem besitzt es als kubisches Mineral die Kristallstruktur höchster Ordnung sowie eine ausgewogene Zusammensetzung: Säure und Base vereinigen sich im Salz genau im Verhältnis 1 : 1. Diesen Faktoren ist zu verdanken, dass Salz noch tiefgreifender und schneller reinigt als der Amethyst. Seine Information lautet schlicht: »Reinige und läutere dich!«[*]

Um Steine auf diese Weise zu reinigen, werden sie in trockenes Kristallsalz, Steinsalz oder Meersalz gelegt. Mehr ist nicht notwendig, denn die Information des Salzes wirkt durchdringend. Schon nach ein bis zwei Stunden im Salz sind Steine vollständig gereinigt. Mehr als drei bis vier Stunden sollten es aber nicht sein, da das Salz sonst energetisch auslaugend wirkt. Bitte achten Sie unbedingt darauf (Wecker stellen)!

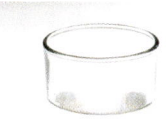

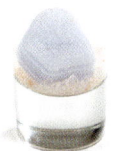

Große Vorsicht ist bei der Verwendung von Salzwasser geboten! Auch das wird mitunter in der Literatur empfohlen, da Salzwasser ebenso reinigend wirkt wie trockenes Salz. Salzwasser jedoch greift viele Steine chemisch an!

Die Folgen können vom Mattwerden der Oberfläche über Trübungen (Salzkristallisationen in Rissen und Poren des Steins) und erhöhte Porosität bis zum teilweisen Zersetzen der Mineralsubstanz reichen. Denken wir nur daran, was Salzwasser im Winter mit unseren Autos macht... Salzwasser ist daher – wenn überhaupt – nur bei harten, chemisch resistenten Steinen angesagt. Und

[*] Ausführliche Informationen zum Salz in M. Gienger, G. Glaser: *Salz – Nahrungsmittel, Heilmittel oder Gift?*, Neue Erde, Saarbrücken 2003

ganz besondere Vorsicht bitte mit Rezepturen aus der Literatur, bei denen dem Salzwasser sogar noch Essig zugesetzt werden soll. Die Säure des Essigs macht die Mixtur noch aggressiver!

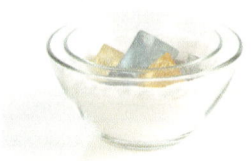

Da auch der direkte Kontakt mit trockenem Salz bei manchen Steinen zum Abstumpfen der Oberfläche oder zum Austrocknen führen kann (Vorsicht bei Opal!), sollten die Steine zur Sicherheit in Glasschälchen gelegt werden, die wiederum in größere Schalen mit Salz gebettet sind (siehe Abbildung). Die Wirkung des Salzes durchdringt auch das Glas. Ebenso können weiße Tücher über Salzschalen gelegt und die Steine darauf gebettet werden. Auch hier wirkt das Salz durchdringend genug.

Empfehlenswert ist die Reinigung in Salz insbesondere dann, wenn sich Fremdinformationen als sehr »hartnäckig« erweisen, also mit den anderen Methoden nicht gelöst und gelöscht werden können. Resistent gegen die Salzreinigung hat sich bislang nur Bernstein erwiesen (s. u.).

Das Wichtigste zum Reinigen im Salz:
- **Anwendung:** Bei festsitzenden Informationen (wenn andere Verfahren nicht wirken).
- **Dauer:** Ein bis zwei, höchstens drei bis vier Stunden!
- **Geeignet** für alle Steine außer Bernstein (s.u.). Vorsichtshalber sollten die Steine jedoch durch Glasschälchen oder Tücher vor dem Direktkontakt mit Salz geschützt werden (s. o.).

Reinigung im Sonnenlicht

Auch die hochstehende, strahlungskräftige Mittagssonne hat eine reinigende Kraft, die Fremdinformationen lösen und löschen kann. Das ist durch den um die Mittagszeit höheren UV-Anteil der Fall. Die Morgen- und Abendsonne kurz nach dem Aufgehen bzw. kurz vor dem Untergehen wirkt durch den höheren Rot-Anteil eher aufladend.

Für viele Steine ist diese Reinigungsmethode jedoch nicht anwendbar, da sie im direkten Sonnenlicht verblassen können (Amethyst, Fluorit, Rosenquarz u. a.) oder gar ganz zerfallen (Realgar). Edelsteine und Mineralien entstammen dem Dunkel der Erde, deshalb ist die Farbe mancher Steine unter dem vergleichsweise starken

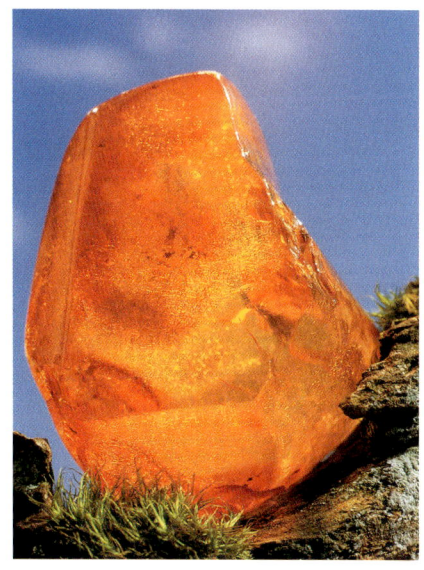

Strahleneinfluss des Sonnenlichts nicht stabil. Für einen bestimmten »Stein« ist diese Methode jedoch die einzige funktionierende: für Bernstein!

Bernstein ist ein fossiles Harz. In seiner organischen Substanz verankern sich Informationen fester als in den anderen »mineralischen« Steinen. Daher richten Amethyst und Salz interessanterweise nur wenig aus, Räucherungen und Klangschalen zwar etwas mehr, aber auch nicht vollständig durchgreifend. Am besten wirkt bei Bernstein das Licht der Mittagssonne, allerdings muss auch das mitunter über längere Zeit immer wieder einwirken, bis eine umfassende Reinigung erfolgt ist. Bernstein wird daher am besten über mehrere Tage einmal täglich unter fließendem Wasser entladen und anschließend in die Mittagssonne gelegt. Auf diese Weise lassen sich Fremdinformationen auch aus Bernstein weitgehend lösen.

Räucherungen und Klangschalen

Auch Räucherungen und Klangschwingungen lösen »anhaftende« Informationen. Die Anwendung beider Methoden, oft auch in Kombination, zählt in vielen Kulturen zum traditionellen Brauchtum für die feinstoffliche Reinigung von Gegenständen, Räumen, Aura und Körper. Räucherungen und Klangschwingungen lassen sich daher auch für Steine anwenden.

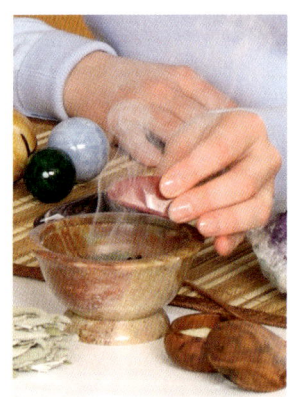

Bestimmte Kräuter, Hölzer und Harze besitzen eine besonders reinigende Kraft. Dazu gehören u. a. Weihrauch (Olibanum), Dammarharz, Guggul (indische Myrrhe) und Wacholder, dessen Name »lebensfrischer, munterer Baum« bedeutet.**

Speziell zur Reinigung von Steinen wurde aus den obigen Bestandteilen und

---

* Eigenfarbige Mineralien bestehen aus wesentlichen Anteilen farbgebender Elemente. Fremdfarbige Mineralien erhalten ihre Farbe dagegen durch Spurenelemente, Verunreinigungen, Kristallgitterdefekte, freie Elektronen o. ä. Das macht letztere anfälliger für Strahleneinwirkungen (vgl. Michael Gienger: *Lexikon der Heilsteine*, Neue Erde, Saarbrücken 2000, Seite 52 ff).

** von altdeutsch »wauhal« = »lebensfrisch, munter« und »der« = »Baum«. Verwendet werden Wacholderspitzen.

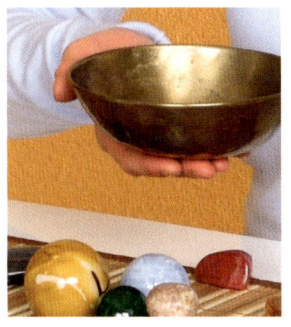

etwas Himalaya-Salz eine wirkungsvolle Räuchermischung entwickelt. Auf ein Stück Räucherkohle gestreut, entwickelt die Mischung einen vollen, harzig-würzigen Duft. Werden Steine für zwei bis drei Minuten in den aufsteigenden Rauch gehalten, lösen sich die gespeicherten Fremdinformationen. Die Reinigungs-Räuchermischung kann im Fachhandel bezogen werden.

Ähnlich wirken Klangschalen auf einen hineingelegten Stein. Die intensiven Klangschwingungen vermögen Steine ebenfalls in zwei bis drei Minuten zu reinigen, wenn die Schale in ruhigem Takt angeschlagen oder durch das Reiben mit dem Klöppel zum Dauerton angeregt wird. Die Größe und Tonhöhe der Schale spielt dabei keine Rolle. Große Steine, die nicht in eine Klangschale passen, können gereinigt werden, indem die klingende Schale mehrfach um sie herumbewegt wird.

Das Wichtigste zum Räucherungen und Klangschalen:
- **Anwendung:** Vor der ersten Verwendung eines Steins sowie immer nach dem Ablegen – oder wenn nach Gefühl notwendig!
- **Dauer:** Zwei bis drei Minuten, bei Bernstein oder festsitzenden Informationen auch länger!
- **Geeignet** für alle Steine (bei Bernstein nicht immer durchgreifend!).
- **Tip:** Ideal in Verbindung mit der mentalen Unterstützung durch ein Reinigungsritual (s. u.).

Das Reinigungsritual

Die Wirkung von Räucherungen und Klängen sowie grundsätzlich aller Entladungs- und Reinigungsmethoden kann intensiviert und vertieft werden, wenn wir die Reinigung als bewusstes Ritual vollziehen und den Reinigungsprozess mental unterstützen.

Für eine solche mentale Reinigung legen wir beim Räuchern oder Anschlagen der Klangschale sowie beim Auflegen auf Amethyst, Einlegen im Salz oder Auslegen im Sonnenlicht die geistige Absicht mit hinein, *dass alle nicht zum Stein gehörenden Informationen zu ihrem Ursprung zurückkehren oder frei gehen.* Dadurch lösen sich auch starke Anhaftungen leichter.

Fremdinformationen sind nicht grundsätzlich »schlecht«. Sie sind nur störend, wenn sie durch ihr »Anhaften« die Qualitäten eines Steins (oder anderer Dinge) überlagern und blockieren. Kehren sie zurück zu ihrem eigenen Ursprung oder lösen sie sich selbst aus jeglicher Anhaftung, sind sie frei für eine sinnvolle Funktion im Universum.

Diese für uns möglicherweise ungewohnte schamanische Betrachtung hat beim Reinigen von Steinen wahrnehmbare Wirkungen. Probieren Sie es aus und machen Sie aus der »lästigen Pflicht« der Reinigung Ihrer Steine bewusste Rituale der Befreiung. Das tut den Steinen wirklich gut – und uns selbst auch! Mehr dazu im nächsten Kapitel.

Die Reinigungszeremonie

Am wirkungsvollsten und am schönsten ist die Reinigung von Steinen in einer von Bewusstheit und Achtsamkeit getragenen Zeremonie. Durch unsere eigene herzliche Hinwendung zu den Steinen und dem Prozess der Reinigung bekommt dieser eine ganz besondere Qualität.

Vorbereitung

Bevor wir die Zeremonie beginnen, sollten wir die Umgebung aufräumen und einen angenehmen Platz zur Reinigung herrichten. Eine Reinigungszeremonie mitten in einem Gerümpelhaufen funktioniert einfach nicht...

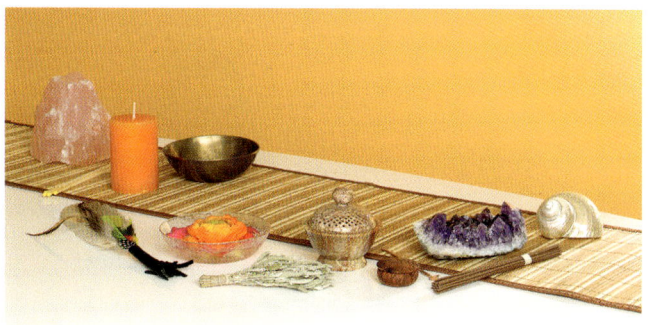

Nach dem Vorbereiten des Ortes folgt die persönliche Reinigung, je nach dem mit Waschen oder Duschen (hier bietet sich die Waschlotion an!). Es empfiehlt sich, helle, bequeme Kleidung zu tragen, möglichst aus Naturfasern, und metallische Gegenstände, Handy, Uhr usw. abzulegen. Sofern es angenehm ist, barfuß gehen, die Ärmel hochkrempeln oder kurzärmelige Kleidung tragen.

Auf jeden Fall darauf achten, Störungen von außen auszuschließen: Telefon ausstecken, »Konservenmusik« und Fernseher abschalten. Eine Zeremonie erfordert ungeteilte Aufmerksamkeit!

Nun folgt die »Vor-Reinigung« der Steine, indem wir sie physisch putzen und mit Reinigungslotion waschen. Wenn nötig, können wir gewachste Steine mit Alkohol entfetten (z. B. für Edelsteinwasser o. ä.). Danach sollten wir die Steine nicht mehr mit Händen berühren. Es ist besser, sie mit einer Holzzange zu bewegen und auf Tüchern zu transportieren.

Sammlung

Die nun folgende Vorbereitung der Arbeitsmittel zählt schon zur Phase der Sammlung. Hier sollte bereits eine innere Ruhe und Fokussierung eingekehrt sein. Gegebenenfalls können wir zuvor eine geeignete Meditation durchführen. Besonders zu empfehlen sind Achtsamkeitsübungen aller Art.

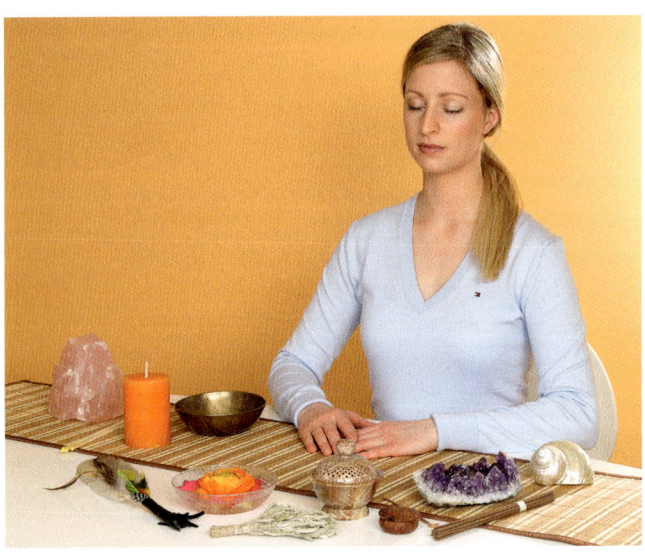

In gesammeltem Zustand richten wir dann die Arbeitsmaterialien her: Blumen als Opfergabe, reines Wasser (vielleicht aus einer besonderen Quelle oder bewusst gesegnet) mit etwas Kristallsalz versetzt, Räucherstäbchen, Klangschale oder Glocke, ein Räuchergefäß und die Reinigungs-Räuchermischung sowie eine Kerze.

Alle Arbeitsmaterialien werden schön aufgebaut, die Blumen ausgelegt und die Räucherstäbchen entzündet. Diese vorausgehende Räucherung hat unterstützende Wirkung, sie hebt das Energieniveau des Raumes und bereitet den Rahmen für die nachfolgende Zeremonie.

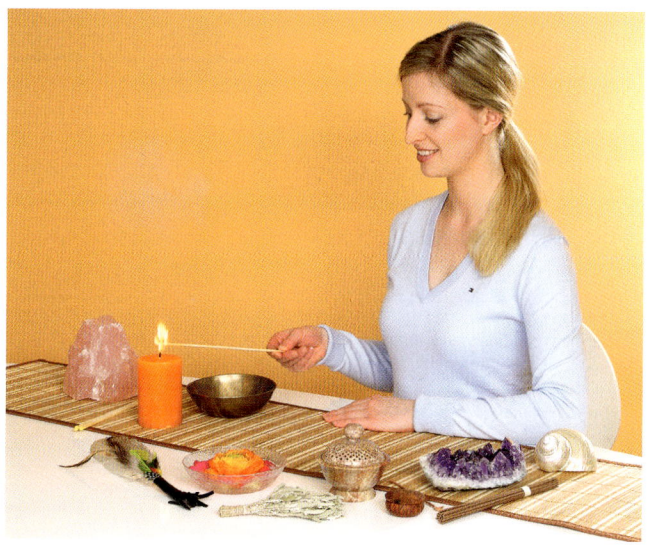

Zeremonie

Die Zeremonie beginnt mit dem fokussierten Entzünden der Kerze. Entscheidend ist dabei der Wunsch, der im Moment des Entzündens in das Universum gegeben wird. Wir können hier z. B. um Unterstützung bei der

Reinigung bitten und alle anhaftenden Informationen gedanklich freigeben. Die durchgeführte Reinigung sollte nutzbringend sein für alle, die später mit den Steinen umgehen. Das Besprengen mit reinem Wasser in Dankbarkeit für jedwede Unterstützung verstärkt die Kraft der Zeremonie.

Nun werden die gewaschenen und getrockneten Steine ausgebreitet – es kann auch ein Mandala damit gelegt werden. Anschließend »überspülen« wir sie mit Klang. Die tönende Klangschale oder klingende Glocke ziehen wir in langsamen Bewegungen über die Steine, so dass die Steine richtig »im Klang baden«.

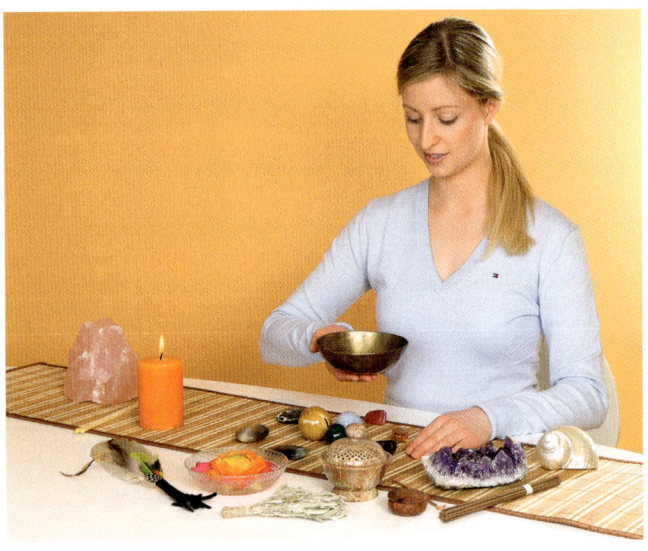

Im feuerfesten Räucherungsgefäß entzünden wir nun die Räucherkohle, lassen sie durchglühen und bestreuen sie dann mit einer etwa erbsengroßen Menge der Reinigungsräucherung. Wenn der Rauch aufsteigt, ziehen wir die Steine langsam durch den Rauch oder fächeln den Rauch über die Steine, z. B. mit einer Feder.

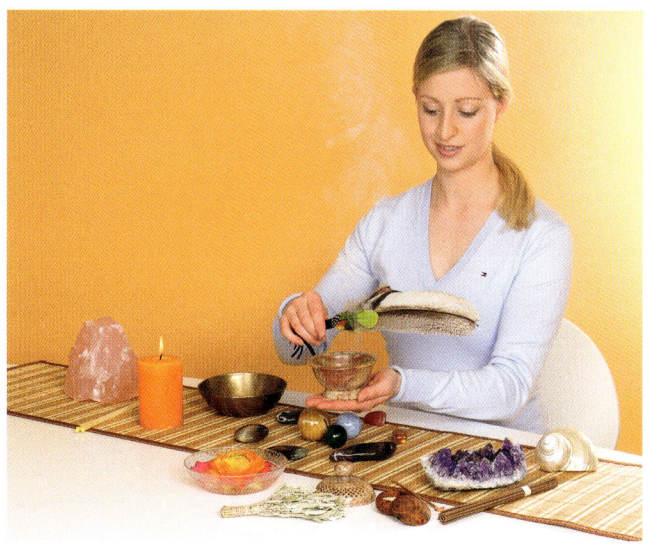

Dem inneren Empfinden folgend, führen wir die Zeremonie anschließend mit Klang, Gesang oder stiller Andacht zuende. Dabei können wir allen anhaftenden Informationen in Gedanken noch einmal den Weg aufzeigen, *zurückzukehren zu ihrem Ursprung oder frei zu sein.*

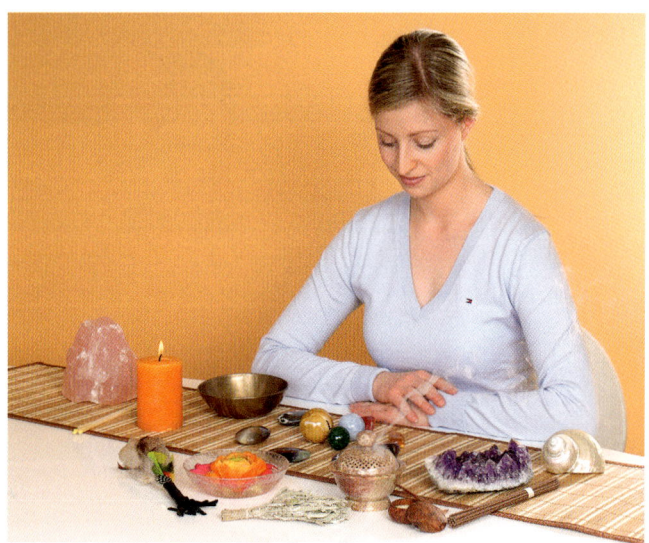

Abschluss

Nach dem Ende der Zeremonie lüften wir den Raum gut durch und legen die Steine noch in eine Amethystdruse. Viele kleine Steine derselben Art können wir auch in einem Baumwollbeutel in die Druse legen.

Die Blumen der Zeremonie geben wir der Natur zurück. Auch dies geschieht in Achtsamkeit und Dankbarkeit.

Ist alles wieder aufgeräumt, beenden wir die Zeremonie geistig, indem wir uns wieder anderen Dingen zuwenden.

Ablauf der Zeremonie

Vorbereitung
- Vorbereiten des Ortes
- Persönliche Reinigung
- Störungen von außen ausschließen
- Vor-Reinigung der Steine (Säubern und Waschen)

Sammlung
- Meditation (Achtsamkeitsübungen)
- Vorbereitung der Arbeitsmittel
  Blumen als Opfergabe – Reines Wasser mit etwas Kristallsalz – Räucherstäbchen – Klangschale oder Glocke – Räuchergefäß – Reinigungs-Räuchermischung – Kerze
- Entzünden der Räucherstäbchen

Zeremonie
- Fokussiertes Entzünden der Kerze
- Ausbreiten der Steine
- Baden der Steine im Klang
- Entzünden der Räucherung
- Reinigen der Steine im Rauch
- Fortsetzen der Zeremonie mit Klang, Gesang oder stiller Andacht
- Mentale Unterstützung: *Alle Informationen können zurückkehren zu ihrem Ursprung oder frei sein.*

Abschluss
- Lüften des Raums
- Abschließende Reinigung in der Amethystdruse
- Zurückgeben der Blumen in die Natur
- Aufräumen
- Sich anderen Dingen zuwenden

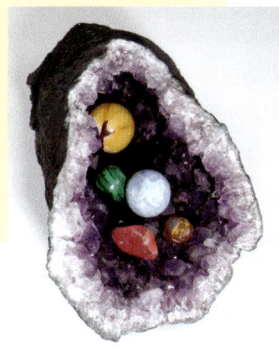

Aufladen

Verstärken und Erwecken

Für besonders intensive Anwendungen oder möglichst rasche Wirkungen von Heilsteinen ist es sinnvoll, diese vor der Verwendung nicht nur zu reinigen, sondern zusätzlich auch »aufzuladen«. Mit »Aufladen« bezeichnet man ein Aktivieren der Heilkräfte durch das Erhöhen des Energieniveaus im Stein. Jede dem Stein zugeführte Energie wird von diesem wieder abgegeben, verstärkt also dessen Ausstrahlung. Das ist vergleichbar mit einem Radiosender, dessen Leistung durch mehr Stromzufluss erhöht wird, wodurch die Ausstrahlung intensiver und weitreichender wird. Auf der physikalischen Ebene ist daher schon jedes Erwärmen des Steins eine Form des Aufladens.

Umgebungswärme, Sonnenlicht oder Körperwärme spenden einem Stein neue Energie, so dass elektromagnetische Strahlungen und Klangschwingungen feinster Art entstehen, mit denen der Stein seine eigenen Informationen in die Umgebung sendet.

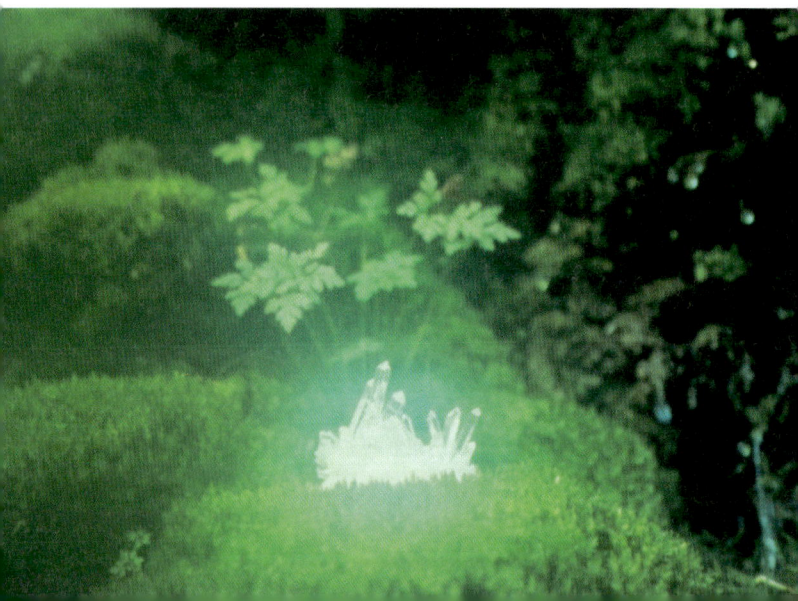

Auf der feinstofflichen Ebene kommt ein weiterer Effekt dazu. In ihrer feinstofflichen Dynamik kennen auch Steine den rhythmischen Wechsel von Ruhe und Aktivität. Radiästhetische* Tests zeigen einen deutlichen Wandel des Energiepotentials von Steinen im Tageslauf, Jahreslauf oder während eines Mondzyklus. Auch wenn die physikalisch messbare »Energiemenge« in der Ausstrahlung eines Steins gleich ist, so zeigt er doch nicht zu jedem Zeitpunkt dieselbe »Energiequalität«. Das Aufladen der Steine verändert folglich nicht nur die Quantität ihrer ausgestrahlten Energie, sondern auch deren Qualität.

Indem wir einen Stein aufladen, wird dieser auf feinstofflicher Ebene »erweckt«, d. h. die ihm innewohnenden Eigenschaften werden aktiviert und in eine höhere »Wirkungsbereitschaft« versetzt.

Das ist vergleichbar mit dem Vorlesen eines Textes: Selbst wenn wir denselben Text in derselben Geschwindigkeit und Lautstärke vorlesen, wird es ein Unterschied sein, ob wir dabei todmüde oder blitzwach sind. Und dieser Unterschied wird sich auch auf unsere Zuhörer übertragen.

Zum Aufladen von Steinen gehören also zwei verschiedene Effekte: Zum einen das Verstärken der Ausstrahlung durch Energiezufuhr (Licht und Wärme), zum anderen das feinstoffliche Erwecken des Steins, das ihn aktiviert und in »Wirkungsbereitschaft« versetzt.

Traditionelle Methoden

Auch das Aufladen von Heilsteinen wurzelt im Schamanismus. Dort werden Heilsteine vor der Anwendung durch Räucherungen, Gesang, Erwärmen in den Händen, kurzes, intensives Anpusten, Halten auf bestimmte Chakren (Energiezentren) und andere rituelle Handlungen erweckt und aktiviert. Auch die mentale Unterstützung der Wirkung spielt eine Rolle: Oft werden die Steine besprochen oder in Gedanken an ihre

---

* »Radiästhesie« bedeutet »Strahlenwahrnehmung« (lat. »radius« = »Strahl« und griech. »aisthesis« = »Wahrnehmung, Empfindungsvermögen«). Radiästhetische Tests werden mit Pendeln, Ruten oder ähnlichen Instrumenten durchgeführt. Literatur hierzu: Rainer Strebel, Michael Gienger: *Die Individuelle Therapie*, AT-Verlag, Baden (CH) 2004

Aufgabe erinnert. Dieses »Besprechen« der Steine ist auch in der europäischen Tradition der Steinheilkunde wohlbekannt und findet sich u. a. in den Anweisungen Hildegards von Bingen.*

Moderne Methoden

Da rituelle Elemente heutzutage oft auf Befremden stoßen, beschränken sich moderne Methoden zum Aufladen von Heilsteinen auf eher technische Varianten. Das Erwärmen der Steine steht dabei an erster Stelle, da es den Vorteil hat, dass die Steine sich in der Anwendung (beim Auflegen oder Massieren) angenehmer anfühlen. Professionell werden Steine dazu im Sandbett, im warmen Wasser oder zur Massage auch im warmen Massageöl erwärmt. Für den

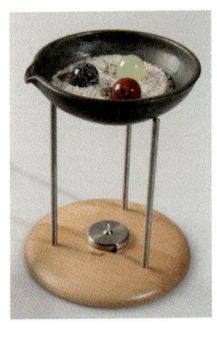

Hausgebrauch kann man sie auch schlicht in einer Schale auf die Heizung oder an einen warmen Ort stellen. Vom Erhitzen mit Elektrogeräten (Herd, Backofen, Mikrowelle) ist jedoch abzuraten, da viele Geräte durch den Elektrosmog die Information des Steins und damit seine Wirksamkeit verändern. Warmes Wasser (Heizung) oder Flammen (Holzofen, Kerzen) sind vorzuziehen. Und natürlich können Steine auch ganz einfach in den Händen erwärmt werden, bzw. beim Tragen direkt am Körper erwärmen sie sich von selbst. Auch dadurch werden die Steine erweckt und aktiviert.

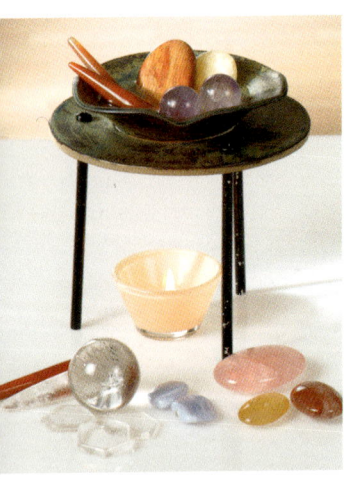

* Siehe M. Gienger: *Die Heilsteine der Hildegard von Bingen*, Neue Erde, Saarbrücken 2004

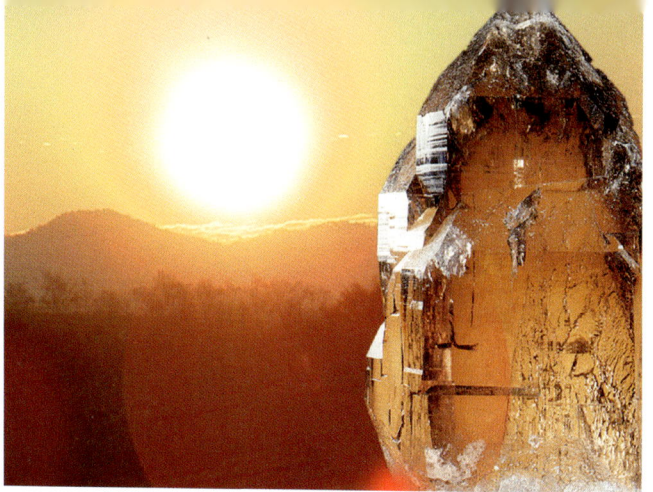

Aufladen im Sonnenlicht

Eine sehr schöne Methode des Erweckens und Aktivierens ist das Aufladen im Licht der Morgen- und Abendsonne. Dabei werden die Steine während des Sonnenaufgangs bzw. -untergangs so ins Licht gelegt, dass sie vollkommen vom rotgoldenen Sonnenlicht eingehüllt werden.

Wenn die Sonne knapp über dem Horizont steht, hat ihr Licht eine wunderbar aufladende Qualität – ungefähr in dem Zeitraum, in dem man auch mit bloßen Augen in die Sonne sehen kann. Zum Aufladen sollten die Steine daher nur unwesentlich länger direkt im Sonnenlicht liegen und anschließend ins Haus oder an einen schattigen Platz gebracht werden.

Über Mittag ist das Sonnenlicht aufgrund des höheren UV- und geringeren Rot-Anteils eher entladend (siehe Seite 24 ff). Daher macht das Aufladen wirklich nur eine halbe Stunde nach Sonnenaufgang bzw. eine halbe Stunde vor Sonnenuntergang Sinn. Diese Zeitangabe gilt für die gemäßigten Klimazonen. In den Tropen und Subtropen verkürzt sich die Aufladezeit aufgrund des schnellen Sonnenaufgangs bzw. -untergangs, in den Subpolarregionen kann es dagegen deutlich länger sein.

Aufladen im Mondlicht

In der Literatur wird vielfach auch das Aufladen im Mondlicht, insbesondere zu Vollmond empfohlen. Hierfür werden Steine in der Nacht so ins Mondlicht gelegt, dass sie vollkommen vom silbernen Mondlicht eingehüllt werden. Dabei ist jedoch zu beachten, dass das Mondlicht eine sehr viel ausgeprägtere Eigeninformation mit sich bringt als das Sonnenlicht. Mondlicht verstärkt nicht nur die Eigeninformationen der Steine, sondern bringt neue Qualitäten zu diesen hinzu.

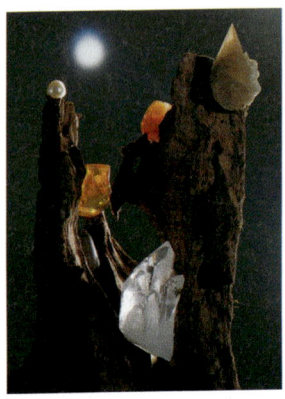

Das Aufladen im Mondlicht eignet sich daher in erster Linie für Heilsteine mit einem Bezug zum Wasserhaushalt des Körpers (Körperflüssigkeiten, Lymphe, Blut, Harnsystem, Hormonhaushalt, Immunsystem u. ä.). Heilsteine dieser Art zeigen durch das Aufladen im Mondlicht oft deutlich stärkere Wirkungen.

Weiterhin ist jedoch zu beachten, dass das Mondlicht in den verschiedenen Mondphasen durchaus unterschiedliche Qualitäten besitzt. So sind die Phasen zunehmenden Mondes bis einschließlich zum Vollmond eher für aufbauende Prozesse geeignet, die das Bestehende stärken und vermehren. Bei abnehmendem Mond werden eher Auflösungs- und Reinigungsprozesse unterstützt, daher oft auch das Auskurieren von Krankheiten. Das Licht des zunehmenden Mondes wirkt tendenziell aufladend, das Licht des abnehmenden Mondes dagegen eher entladend. Details zu den Qualitäten der Mondphasen bietet das leider nur noch antiquarisch erhältliche Buch »Der Mondschild« sowie die gleichnamige Infotafel.*

Das Wichtigste zum Aufladen im Mondlicht:
- **Anwendung:** Nach der abgeschlossenen Reinigung.
- **Zeitpunkt:** Nachts im Mondlicht, für aufbauende Prozesse bei zunehmendem, für auflösende und reinigende Prozesse bei abnehmendem Mond.
- **Geeignet** vor allem für Steine mit einem Bezug zum Wasserhaushalt des Körpers.

Aufladen auf Bergkristall

Die in der Steinheilkunde beliebteste Methode ist das Aufladen von Heilsteinen auf Bergkristall. Bergkristall ist ein neutraler Quarz (natürlich nur, wenn er selbst gereinigt ist!), der stets das Bestehende unterstützt und stärkt. Seine Qualitäten der Klarheit, Reinheit und Bewusstheit können daher auch andere Steine erwecken, aktivieren und in ihrem Ausdruck verstärken.

Darüber hinaus haben Quarzkristalle wie Bergkristall oder Amethyst die Eigenschaft, Energie an der Basis oder den Seiten aufzunehmen und konzentriert über die Spitze abzugeben. Das ist sogar physikalisch messbar: Die Wärmeleitfähigkeit in Quarzkristallen ist zur Spitze hin um das 1,8fache größer als zu den Seiten. Deshalb werden gerade auch Amethyst-Drusenstücke mit vielen Kristallen zur Reinigung anderer Steine verwendet.

Im Gegensatz zum Amethyst bewirkt Bergkristall jedoch keine Reinigung. Seine Information ist ganz neutral: »Sei, wer du bist!« – Genau deshalb ist er jedoch ein wunderbarer Stein zum Aufladen, d. h. Erwecken und Aktivieren aller anderen Heilsteine.

* Wolfgang Maier: *Der Mondschild*, Neue Erde, Saarbrücken 2001 (Buch); Ajona Witt, Wolfgang Maier, Michael Gienger: *Der Mondschild*, Neue Erde, Saarbrücken 2004 (Tafel)

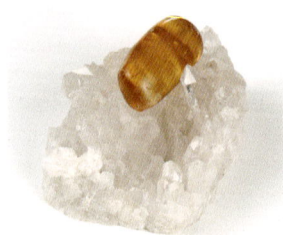

Im Gegensatz zum Erwärmen in den Händen und manchen anderen Auflade-Methoden ist die Verwendung von Bergkristall also ein völlig neutrales Verfahren, bei dem die Wirkung der anderen Heilsteine in ihrer Eigenart bleibt, wie sie ist.

Zum Aufladen mit Bergkristall werden Heilsteine daher entweder in ein Bett aus Bergkristall-Trommelsteinchen oder direkt auf eine Bergkristallgruppe gelegt. Beides funktioniert, wobei Bergkristallgruppen deutlich stärker sind. Da die aufgelegten Steine hier direkt auf den Spitzen der Kristalle liegen, werden sie viel stärker aufgeladen, als auf den ungeregelt durcheinanderliegenden Trommelsteinchen. So oder so wird den aufgelegten Steinen neutrale Energie zugeführt, die sie aufnehmen, um sie mit der eigenen Information versehen wieder abzugeben. Das Aufladen mit Bergkristallgruppen ist also ein sanftes, aber wirkungsvolles und vor allem sehr neutrales Verfahren.

Das Wichtigste zum Aufladen auf Bergkristall:
- **Anwendung:** Nach der abgeschlossenen Reinigung.
- **Dauer:** Nach Belieben – unbegrenzt.
- **Geeignet** für alle Steine.
- **Bitte beachten:** Die zum Aufladen verwendeten Bergkristallgruppen müssen selbst gereinigt sein!

Abschließender Tip

Da auch Amethyst-Drusenstücke aus vielen Quarzkristallen bestehen, wirken sie nicht nur reinigend, sondern zugleich auch aufladend (erweckend und aktivierend). Weitere Auflademethoden *können* daher nach der Amethyst-Reinigung zur Verstärkung hinzugezogen werden – *müssen* aber nicht!

Sonstige Pflege

Achtsamkeit und Bewunderung

Bei den Informationen, die Steine zusätzlich zu ihren natürlichen Eigenschaften aufnehmen und auch wieder abstrahlen, spielt natürlich auch das eine wichtige Rolle, was wir selbst in unserem Umgang mit den Steinen vermitteln. Achtlosigkeit, Nachlässigkeit und Missachtung sind ebenso »Informationen« wie Achtsamkeit, Sorgfalt oder Bewunderung. Diese Informationen verändern den Ausdruck der Steine: Achtlos behandelte werden stumpf und unansehnlich, achtsam behandelte oder gar bewunderte Steine scheinen dagegen förmlich aufzublühen. Als ich Anfang der 1990er Jahre noch einen eigenen Mineralienhandel hatte, haben wir unsere Ladenhüter gelegentlich sorgfältig in Augenschein genommen und ausgiebig bewundert. Und »schwupps« waren sie meist wenige Tage später verkauft...

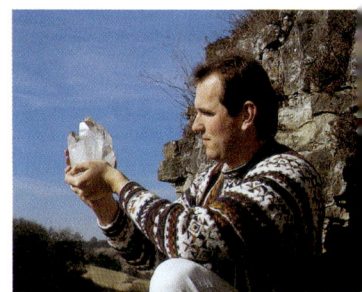

Achtsamkeit und Bewunderung gehören zur besten geistigen Pflege für unsere Heilsteine oder Sammelmineralien. Viel mehr noch als durch bloßes (oft lästiges) Abstauben oder alle Reinigungsprozeduren halten wir unsere Steine allein durch diese beiden Faktoren »frisch«. Probieren Sie es aus!

Veränderungen der Steine

Mitunter werden die »menschlichen Einflüsse« sogar in handfesten Veränderungen der Steine sichtbar: Da können Rosenquarze und Amethyste blasser werden – oder wieder nachdunkeln. In Obsidianen wachsen die »Schneeflocken«, die Feldspat-Kristallisationen, bis mancher Stein völlig grau geworden ist. Oder es treten Trübungen in Kristallen auf bzw. umgekehrt: Kristalle werden wieder klar. Die Liste solcher Veränderungen ist lang und oft wunderlich...

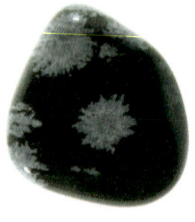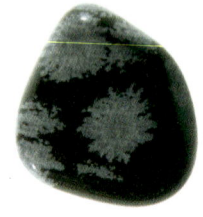

Obsidian: Wachstum der »Schneeflocken« durch Kristallisation von Feldspat.

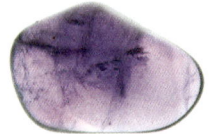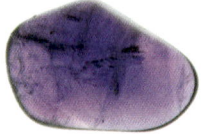

Amethyst:
Nachdunkeln ist »normalerweise« nur durch Strahleneinflüsse möglich.

Viele Veränderungen der Steine würden sich im Laufe der Zeit ohnehin vollziehen: Farbveränderungen durch Lichteinfluss oder Wasserverlust, Trübungen und Klärungen durch veränderte Spannung im Kristallgitter, das »Ergrauen« mancher Obsidiane durch allmähliche Kristallisation. Doch der »menschliche Faktor« beschleunigt solche Prozesse mitunter beträchtlich! Was normalerweise Jahre oder Jahrzehnte dauern würde, vollzieht sich plötzlich in Wochen oder gar Tagen.

Regelmäßiges feinstoffliches Reinigen kann solche Veränderungen manchmal stoppen, wenn sie unerwünscht sind, und mitunter sogar wieder rückgängig machen – gerade bei manchen Farbveränderungen oder Trübungen in Kristallen. Doch auch wenn Veränderungen nicht mehr rückgängig zu machen sind, bedeutet das keinesfalls, dass der betreffende Stein nun nutzlos ist. Er hat sich verändert – aber er kann dennoch ein wertvoller Heilstein sein!

Wasser in den Steinen

Ein wichtiger Faktor für solche Veränderungen kann der Wassergehalt in den Steinen sein. Wenn Chrysopras seine Farbe verliert oder die funkelnden Farbflecken in Opalen zu schwinden beginnen, spielt meist Wasserverlust eine Rolle. Das Apfelgrün des Chrysopras entsteht nur, wenn das enthaltene Nickel Kontakt zu Wasser hat. Und die Kieselsäurekügelchen im Opal, an denen das Licht sich bricht, verschmelzen zu Quarzfasern, wenn der Stein austrocknet. Dann wird Chalcedon daraus – auch ein Heilstein, aber nicht unbedingt vom selben finanziellen Wert...

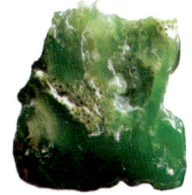 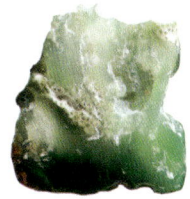

Chrysopras: Partielles Ausbleichen durch Austrocknen.

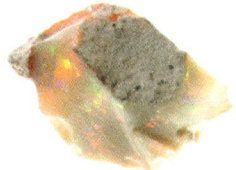 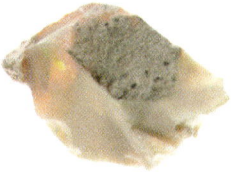

Edelopal: Verlust des Farbenspiels durch Austrocknen.

Wasserhaltige Steine sollten daher immer wieder aufmerksam auf Veränderungen kontrolliert werden. Und wenn sich Anzeichen eines Wasserverlusts zeigen, ist es ratsam, die Steine in kalkarmes, pH-neutrales Wasser zu legen oder, im Falle des Opalschmucks, in feuchte Watte zu packen.

Dadurch kann der Wassergehalt wieder regenerieren, was bei rechtzeitigem Ergreifen der Maßnahmen auch das Aussehen rettet.

Wasserverlust kann bei folgenden Steinen Ursache von verblassenden Farben oder anderen Veränderungen sein: Andenopal, Edelopal, Feueropal, gewöhnliche farbintensive Opale, rosa Chalcedon, grüner Chalcedon, Chrysopras oder Wasserachat. Diese Steine sollten daher auch zur Reinigung niemals direkt in Salz gelegt werden, da Salz hygroskopisch (wasseranziehend) ist!

Aufbewahrung

Bei der Aufbewahrung der Steine ist neben der optischen Pflege durch Abstauben (staubdichte Vitrinen sind diesbezüglich sehr zu empfehlen!), Säubern und Waschen vor allem zu bedenken, dass zu nahe beieinander gelagerte Heilsteine sich durchaus gegenseitig »informieren«. Eine Mitarbeiterin meiner früheren Firma hat dies einmal sehr eindrücklich erlebt, als sie in einem Workshop Übungen mit Bergkristall und Feueropal machen wollte. Da beide Steine gemeinsam in der Handtasche transportiert worden waren, hatte auch der Bergkristall plötzlich Feueropal-Wirkungen!

Insbesondere neutrale Steine wie z. B. Bergkristall nehmen schnell Informationen anderer Heilsteine an. Prinzipiell können jedoch alle Steine Informationen anderer annehmen und sich dadurch auch in der Wirkung verändern!

Das bonbongleiche Aufbewahren der eigenen Heilsteine in einer großen Schale ist also nicht unbedingt optimal – es sei denn, man möchte die Steine wirklich vor jeder kleinen Anwendung immer zuerst ausgiebig reinigen. Ein oder zwei Zentimeter Abstand zwischen den Steinen – z. B. in einer Vitrine – verringern das gegenseitige Informieren dagegen beträchtlich. Und noch besser ist das Aufbewahren in einem Setzkasten aus Holz, da die Holzeinteilungen wunderbar abschirmend wirken! Selbst kleine Schachteln aus Pappe sind besser als nichts.

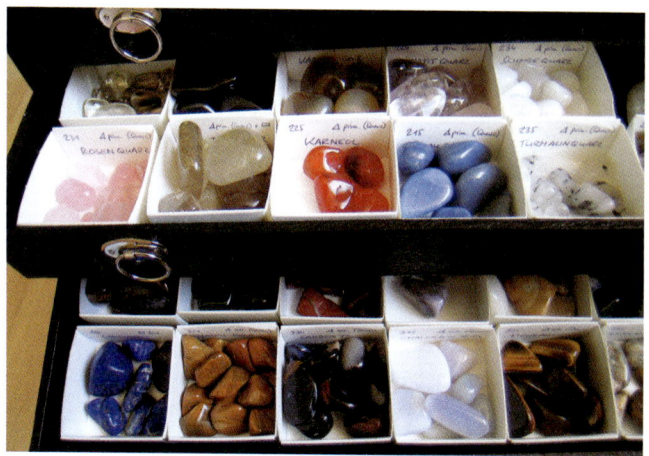

Ansonsten ist zur Aufbewahrung lediglich zu beachten, dass Steine nicht nur am Körper getragen, sondern auch im Umfeld liegend eine Wirkung entfalten. Chaotisches Durcheinander oder lieblose Ansammlungen wirken auch entsprechend! Eine klare Ordnung wird meist wesentlich angenehmer erlebt.

Indem wir Steine so aufbewahren, dass ihr Anblick für uns ästhetisch ist, schaffen wir tatsächlich eine wohltuende Harmonie für das Umfeld. Denn der Sinn für Ästhetik ist nichts anderes als ein verfeinertes Harmonie-Empfinden!

Schutz und Klärung

Der Informationsfluss im Menschen

Auch bei uns Menschen spielt der Austausch von Informationen auf allen Ebenen eine lebenswichtige Rolle. Unser komplexes System von Geist, Seele, Verstand und Körper lässt sich nur mit vielfältigsten Informationsflüssen koordinieren und lenken. So besitzen wir allein im Körper eine ganze Reihe von Datenautobahnen (Nerven, Blut, Meridiane) und Funkverbindungen (Lichtimpulse von Zellkern zu Zellkern). Im Bezug zu Seele, Verstand und Geist kommen weitere energetische und telepathische Verbindungen hinzu.

Ohne auf die Einzelheiten dieses komplexen Systems einzugehen,* lässt sich erahnen, dass ein ungestörtes Funktionieren aller Bereiche nur möglich ist, wenn die richtigen Informationen ungehindert ausgetauscht und optimal verarbeitet werden. Falsche Informationen zur falschen Zeit am falschen Platz führen zwangsläufig zu Störungen, wobei unser »Kommunikationssystem« durch Parallelschaltungen und Gegenkontrollen in der Lage ist, die allermeisten dieser Störungen wieder auszugleichen. Nur wenn eine bestimmte Störung sich gewissermaßen festsetzt, nicht mehr ausgeglichen wird, dadurch zu Fehlern und möglicherweise Folgestörungen führt, wird uns dies allmählich durch Unbehagen, Beeinträchtigungen, Missempfindungen oder schließlich seelische und körperliche Beschwerden bewusst.

Krankheiten sind – so betrachtet – Störungen im Informationsfluss durch festsitzende »Falschinformationen«. Das beste Beispiel hierfür sind Allergien: Wenn eine bestimmte Substanz in einem bereits durch Nahrungsmittelunverträglichkeiten, frühere Erkrankungen, Medikamentenrückstände, Umweltgifte, Stress u. v. m. vorbelasteten Organismus als »letzter Tropfen das Fass zum Überlaufen bringt«, speichert der Körper die Information dieses letzten Auslösers möglicherweise in Verbindung mit all den

* Siehe dazu Rainer Strebel, Michael Gienger: *Die Individuelle Therapie*, AT-Verlag, Baden (CH) 2004

48

unangenehmen Folgen. Diese Substanz bzw. schon allein deren Information (!) genügt dann zukünftig, um ihn sofort zu heftigen Abwehrreaktionen zu veranlassen – und schon ist eine Allergie geboren!

Auflösen von Störungen

Bei der Behandlung mit Heilsteinen versuchen wir daher im Grunde nichts anderes, als unsere Regulationssysteme mit einer ähnlichen Information auf die bestehende Störung aufmerksam zu machen (Ähnliches heilt Ähnliches) oder mit einer anderen Information ein Lösungskonzept für die Störung zu vermitteln. Folglich werden genau jene Steine heilende Wirkung zeigen, die eine ähnliche Information vermitteln – oder die eine andere, lösend-reinigende besitzen.

Bestimmte Heilsteine sind daher so etwas wie »Generalreiniger«. Sie regen unser internes Kommunikationssystem zu Testläufen und zur Selbstreparatur von Störungen an. Daher können sie unspezifisch für »Reinigungsprozesse« eingesetzt und als Schutzsteine verwendet werden, da sie die eigenen Selbstreinigungs- und Selbstheilungs-Prozesse unterstützen.

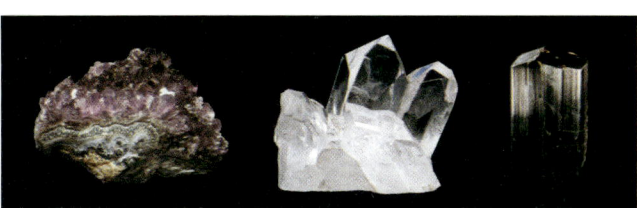

Schutz durch Heilsteine

Natürlich gehört – wer hätt's gedacht – Amethyst mit seiner Botschaft »Befreie dich von allem Anhaftenden!« dazu. Und natürlich auch Bergkristall mit der Information »Sei, wer du bist!«. Der dritte im Bunde dieser reinigenden und schützenden Gemeinschaft ist Schörl, der schwarze Turmalin. Seine Botschaft in diesem Zusammenhang können wir als

»Lass los, was nicht zu dir gehört!« definieren.

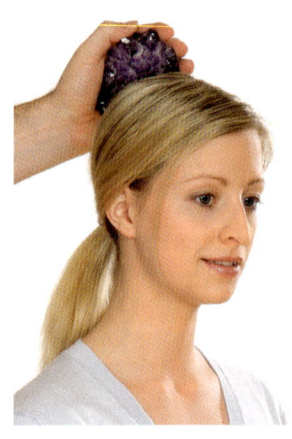

Jeder einzelne dieser Steine kann auf vielfältige Weise zum Lösen und Bereinigen festsitzender »Fremdinformationen« verwendet werden: Wenn wir das körperumgebende Energiefeld (die »Aura«) z. B. mit Amethyst-Drusenstücken von oben nach unten ausbürsten, setzen wir eine solche Generalreinigung in Gang, was sich unmittelbar spürbar durch das Lösen von Verspannungen oder das Absenken von Bluthochdruck äußert (Genaueres dazu finden Sie in der »Heilsteine Hausapotheke«*). Am Kopf genügt hierfür auch schon das Kämmen mit einem Amethyst-Kamm. Geistig nehmen wir die Lösung und Befreiung durch Amethyst dann als einkehrenden inneren Frieden wahr.

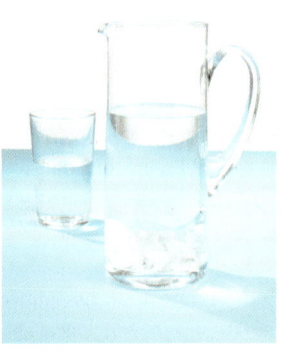

Bergkristall entfaltet einen etwas sanfteren Klärungsprozess, wenn er als Edelsteinwasser regelmäßig getrunken wird. Die ständige Erinnerung »Sei, wer du bist!« macht uns wacher und bewusster für alle fremden und/oder störenden Einflüsse. Dadurch korrigieren wir Unstimmiges ganz automatisch und verhindern aus uns selbst heraus das Festsetzen von Falschinformationen. Das Resultat ist wahrnehmbar als Klarheit und »mit sich selbst im Reinen sein«.

* M. Gienger: *Die Heilsteine Hausapotheke*, Neue Erde, Saarbrücken, erweiterte Neuausgabe 2004

Bei Schörl, dem schwarzen Turmalin, genügt es schon, ihn am Körper als Kette, Anhänger oder Armband zu tragen, um Lösungs- und Reinigungsprozesse in Gang zu setzen. Schörl ist der »Blockadenlöser« schlechthin, er nimmt auch größere Störungen in Angriff, die wir mitunter selbst durch Schuldgefühle, schlechtes Gewissen oder einfach hartnäckiges Ignorieren festhalten. Indem er diese Blockaden mit seiner Information »Lass los, was nicht zu dir gehört!« anspricht, kommt natürlich auch seelisch einiges in Bewegung. Körperlich spiegelt sich das gerne in einer erhöhten Darmtätigkeit bis hin zum Durchfall

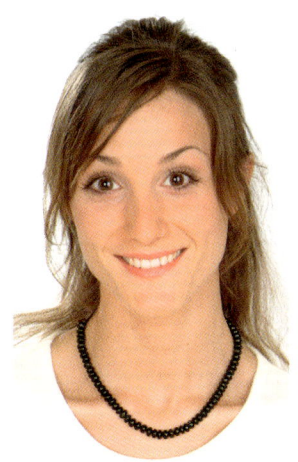

wider – auch ein Reinigungsprozess! Doch Schörl wühlt nicht nur auf, sondern hilft, sehr rasch auch loszulassen. Das erleben wir bei ihm sehr deutlich als Gefühl der Erleichterung oder indirekt als schnelle Erholung, besseren Schlaf, tiefere Entspannung und größere Stressresistenz.

Die Kombination von Amethyst, Bergkristall und Schörl (schwarzem Turmalin) ist eine wunderbare Reinigungs- und Schutzmischung für viele Lebenssituationen. Angesetzt zum Edelsteinwasser, genügt es schon, die Mischung mit einer Pumpzerstäuberflasche um den Körper herumzusprühen, also in das körperumgebende Energiefeld, die »Aura« hinein. Dieses Energiefeld steht in direkter Beziehung zu unserem Kommunikationssystem, weshalb solche Anwendungen sehr schnell und sehr direkt wirken.

Gerade in Situationen, in denen wir sehr deutlich spüren, dass immer mehr Fremdinformationen an uns haften, wirkt diese Mischung als Edelsteinwasser-Spray sofort erleichternd und befreiend! Ihren Härtetest hatte sie auf den Mineralientagen München im Jahr 2005. Vielleicht kennen

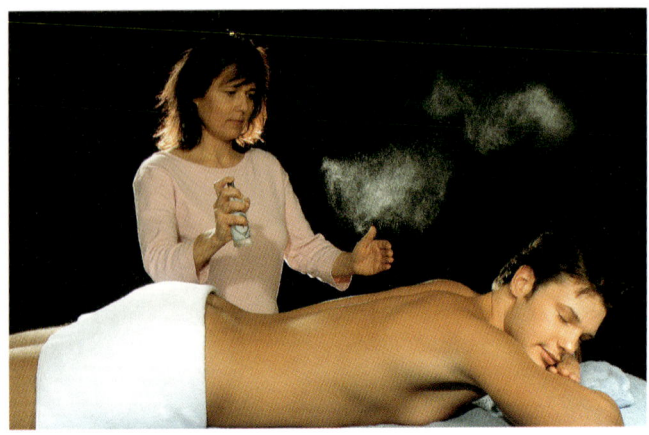

Sie das Empfinden, allmählich immer »klebriger« und beladener mit Anhaftendem zu sein, wenn Sie in Räumlichkeiten mit vielen Menschen und Mineralien sind. Verspannungen, als hätte man Tonnen geschleppt, Kopfdruck, Müdigkeit, zunehmender Unwille und Fluchtgedanken sind ein möglicher Ausdruck davon, dass uns die aufgenommenen Energien und Informationen gewissermaßen »bis zum Kragen« stehen. Die Schutzmischung aus Amethyst, Bergkristall und Schörl (schwarzem Turmalin) als Edelsteinwasser-Spray einmal, oder zur Not auch im Minutenabstand mehrmals, um sich herumgesprüht, führt dann – wie gesagt – rasch zur Befreiung und Erleichterung. Als die Mischung 2005 noch in der »Testphase« war, bewährte sie sich auf den Mineralientagen München zuverlässig in mindestens vierzig Fällen. Dann war leider die Flasche leer...

Unterstützen können Sie diese Selbstreinigung und den dadurch entstehenden Schutz mental durch die gedankliche Botschaft an alle anhaftenden Energien und Informationen: *»Kehre zurück zu deinem Ursprung oder sei frei!«*

Dieser mentale Befreiungsprozess läßt sich natürlich auch immer dann anwenden, wenn wir die Steine gerade nicht zur Hand haben...

Anhaftungen in Räumen

Fremdenergien und Informationen können nicht nur Steinen und anderen Gegenständen oder dem Kommunikationssystem von Lebewesen anhaften, sie können auch in Räumen oder an bestimmten Orten verankert sein. Zum Teil geschieht dies durch Ereignisse, die am Ort stattgefunden haben; zum Teil durch Gedanken, die auf diesen Ort oder die Menschen und Ereignisse am Ort gerichtet sind; oder einfach durch den »Ballast«, den andere am Ort abgeladen und zurückgelassen haben. Letzterem begegne ich z. B. in Seminarhäusern regelmäßig.

Dieses Phänomen ist seit Urzeiten bekannt, weshalb alle Kulturen weltweit Reinigungs- und Klärungsmaßnahmen für Räume und Orte entwickelt haben. Im Prinzip sind es dieselben Methoden, die in diesem Büchlein zur Reinigung von Steinen beschrieben wurden.

Klären von Räumen

Räucherungen und Klangreinigungen stehen in vielen Kulturen zur Reinigung und Klärung von Räumen an erster Stelle, wobei letztere gerne laut und dissonant sein dürfen. Einen lebhaften Eindruck diesbezüglich vermitteln z. B. die musikalischen Eröffnungen tibetischer Zeremonien. Das hält selbst der widerborstigste Dämon nicht aus! Auch das Faschingsgetöse und die Silvesterböller, ja sogar die Kirchenglocken entstammen derselben Idee. Sturmglocken hatten ursprünglich nicht nur die Absicht, zu warnen, sondern die heraufziehende Gewitteratmosphäre durch Klangschwingungen aufzulösen.

Der musikalischen Intensität entsprechend, wird in vielen Kulturen auch massiv geräuchert. Nicht nur schamanische Zeremonien sind daher oft rauchgeschwängert, auch das Weihrauchfass in der katholischen Kirche wird oft gut gefüllt und ausgiebig geschwungen.

In einer milderen Form können wir Klangschalen und Räucherstäbchen zur Reinigung von Räumen verwenden. Wichtig ist dabei nur, dass der Raum möglichst in alle Winkel ausgeräuchert und mit Klang beschallt wird. Nach einer kurzen Zeit des Einwirkens wird dann kräftig gelüftet.

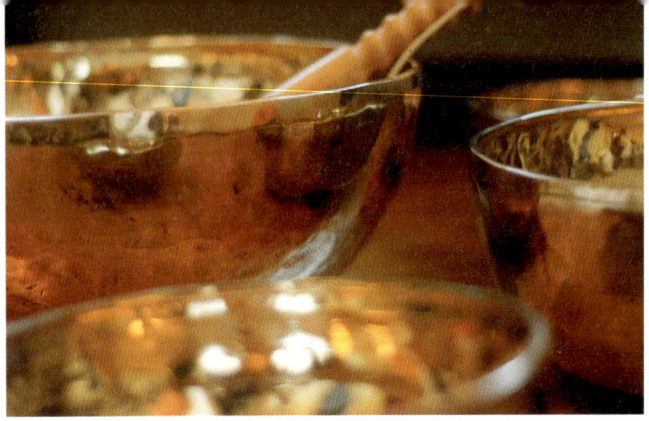

Steinsalz-Leuchten

Auch das bereits erwähnte Salz erfreut sich zur Reinigung von Räumen großer Beliebtheit: Es wurde früher in die Stuben und Ställe gestreut oder vor dem Hochzeitszug ausgeworfen und diente bei Geburten, Taufen, während des Essens oder Schlafs, in der Fastenzeit, beim Antritt von Reisen, auf dem Sterbebett oder beim Begräbnis stets zum Reinigen von Raum und Atmosphäre, aber auch der Gemüter aller Beteiligten.

Mit der Steinsalz-Leuchte findet diese alte Tradition auch in der Moderne ihre Fortsetzung. Aufgrund der reinigenden und schützenden Ei-

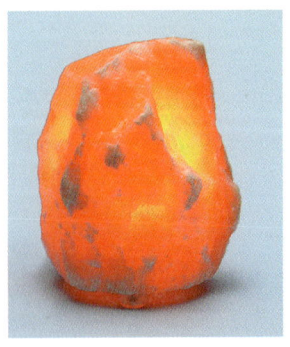

genschaften des Salzes* tragen diese Leuchten zur Reinigung und Klärung von Räumen bei.

Neben der Ästhetik ihres schönen und sanften Lichtes ruft vor allem die Information des Salzes selbst (»Reinige und läutere dich!«) die positiven Wirkungen dieser Leuchten hervor.

* Ausführliche Informationen zum Salz in M. Gienger, G. Glaser: *Salz – Nahrungsmittel, Heilmittel oder Gift?*, Neue Erde, Saarbrücken 2003

Reinigungs- und Schutzmischung

Zum Reinigen und Klären von Räumen mit Hilfe weiterer Heilsteine hat sich eine Edelsteinwasser-Mischung aus Amethyst, Diamant, Fluorit, Topas und schwarzem Turmalin (Schörl) bewährt. In ihr verbinden sich die folgenden Informationen zu höchster Reinigungskraft:

Amethyst: » Befreie dich von allem Anhaftenden!«
Diamant: »Unbezwingbare Freiheit!«
Fluorit: »Alles in Ordnung!«
Schörl: »Lass los, was nicht hierhergehört!«
Topas: »Bewahre den eigenen Raum!«

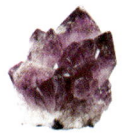 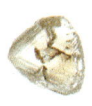 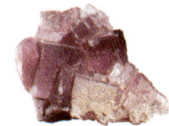 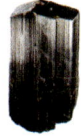 

Anders ausgedrückt sorgen Amethyst, Diamant und Schörl hier für eine tiefgreifende Reinigung, Fluorit stellt die natürliche Ordnung wieder her und Topas hilft, den gewonnenen Freiraum zu schützen.

Diese Mischung ist sehr kraftvoll und so intensiv, dass es sich empfiehlt, den Raum nach dem Einsprühen mit der Edelsteinwasser-Mischung sofort zu verlassen und 15 bis 30 Minuten später gründlich zu lüften. Bleibt man im Raum, kann diese Mischung auch zu sehr intensiven körperlichen Reinigungen führen (Durchfall, starker Schweiß usw.), was nicht immer wünschenswert ist.

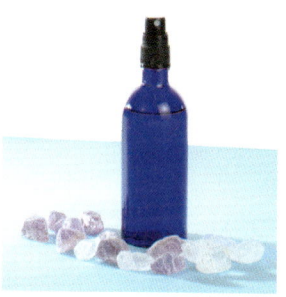

Selbstverständlich können Sie auch die Reinigung des Raums mental durch die gedankliche Botschaft an alle anhaftenden Energien und Informationen unterstützen: *»Kehre zurück zu deinem Ursprung oder sei frei!«*

Selbstregulierende Systeme

Heilsteine können in Räumen eine weitere wichtige Reinigungs- und Schutzfunktion innehaben. Nicht nur beim aktiven Klärungsprozess sind sie hilfreich – sie können darüber hinaus auch ein selbstregulierendes

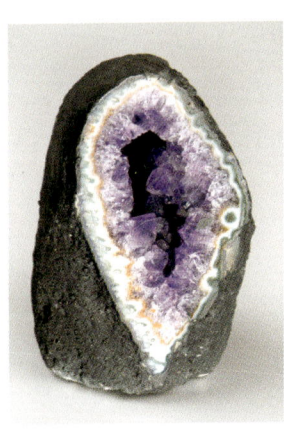

Reinigungs- und Schutzsystem aufbauen, wenn sie als größere Kristalle, Kristallgruppen und Drusen im Raum aufgestellt werden.

Zum Aufbau eines solchen selbstregulierenden Reinigungs- und Schutzsystem haben sich wiederum Amethyst (»Befreie dich von allem Anhaftenden!«), Bergkristall (»Sei, wer du bist!«) und der schwarze Turmalin Schörl bewährt (»Lass los, was nicht hierhergehört!«). Amethyst wird hierfür in Form einer Druse (oder eines Drusenstücks), Bergkristall als Gruppe und Schörl als freistehender Einzelkristall verwendet.

Wenn Sie ein solches System errichten möchten, ist ganz wichtig, dass sie durch eine stille Meditation oder innere Andacht zunächst prüfen, ob der betreffende Raum überhaupt ein solches Reinigungs- und Schutzsystem benötigt. Setzen Sie sich still in den Raum hinein oder versetzen Sie sich gedanklich dorthin und stellen Sie die Frage in den Raum: »Ist es zum Wohle aller Wesen, hier ein Reinigungs- und Schutzsystem mit Heilsteinen zu errichten?« In Ihrer Absicht sollte dabei klar sein, dass es um das übergeordnete Wohl aller beteiligten Wesen geht, auch wenn der eine oder andere Betroffene im Augenblick vielleicht nicht begeistert von der Idee ist (sonst bekommen Sie einfach eine Meinungsumfrage). Die Frage zielt jedoch darauf ab, ob es aus höherer Warte betrachtet gut ist.

Wenn Ihre Absicht diesbezüglich klar ist, werden Sie auch eine klare Antwort bekommen, die sich als Gedanke, Gefühl, Empfindung, körperliche Erscheinung oder auch scheinbar »zufälliges« äußeres Phänomen zeigen kann. Wie auch immer, Sie werden wahrnehmen, ob diese Antwort Sie motiviert, weiterzumachen, oder ob Sie den Eindruck bekommen, besser von dem Vorhaben Abstand zu nehmen.

Wenn die Antwort zustimmend ausfällt, stellen Sie sich nun die betreffenden Steine im Raum vor: eine Amethystdruse, eine Bergkristallgruppe und ein frei stehender Schörl-Kristall.

Möglicherweise tauchen die drei Steine in Ihrer Vorstellung gleich in einer bestimmten Größe und Anordnung im Raum auf, und Sie haben sofort einen stimmigen Eindruck. Dann merken Sie sich Größe und Anordnung oder machen Sie gleich eine entsprechende Skizze.

Anderenfalls variieren Sie die Größe und Anordnung der Steine so lange, bis ein stimmiger Eindruck entsteht. Da Sie die Steine ja nicht physisch hin und her schleppen müssen, können Sie frei spielen und verändern. Wenn der Eindruck stimmt, merken Sie sich Größe und Anordnung oder machen Sie gleich eine entsprechende Skizze.

Diese Vorübung ist hilfreich, die passenden Steine zu finden und richtig aufzustellen. Sie vermittelt Ihnen einen Eindruck dessen, was Sie suchen und wie die Steine arrangiert werden sollen. Hierfür gibt es nämlich keine allgemeingültigen Regeln, da jeder Raum einzigartig ist.

Ganz wichtig ist aber auch, dass Sie diese Vorübung als eine »ungefähre Orientierung« verstehen und nicht sklavisch an Ihrer Vorstellung festhalten. Letztendlich entscheidet der Eindruck der realen Steine darüber, welche sie auswählen (und da darf Ihr Geldbeutel ruhig auch ein Wörtchen mitreden). Und letztendlich entscheidet Ihr Eindruck des Raumes nach dem Aufstellen der realen Steine darüber, ob diese richtig plaziert sind. Verändern Sie gegebenenfalls so lange, bis alles stimmt!

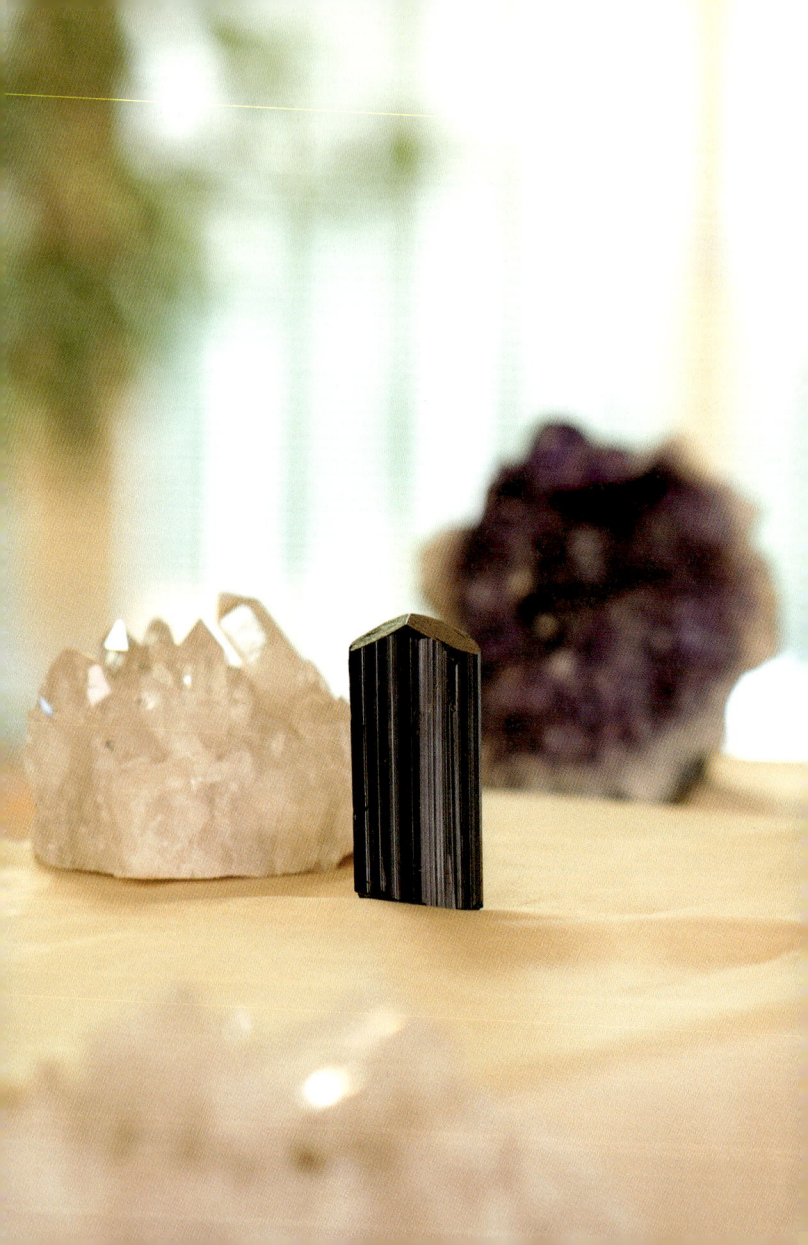

Und auch da dürfen die räumlichen Gegebenheiten ruhig berücksichtigt werden. Ein Stein, der ständig im Weg ist, stört mehr, als dass er nützt. Sie selbst müssen mit dem Gesamteindruck letztendlich übereinstimmen.

Wenn Sie das Aufstellen der Steine dann mit einer für Sie passenden kleinen Zeremonie abschließen, haben Sie mit diesen drei Steinen ein selbstregulierendes Reinigungs- und Schutzsystem errichtet, durch das Fremdenergien und Informationen von selbst wieder zurück zu ihrem Ursprung finden oder frei gehen. Diese Idee können Sie in der abschließenden Zeremonie auch jedem einzelnen der drei Steine als gedankliche Botschaft zu seiner Reinigungs- und Schutzfunktion hinzugeben. Denn in diesem schlichten Satz ist die gesamte Essenz von Schutz und Reinigung zusammengefasst:

Kehre zurück zu deinem Ursprung oder sei frei!

Anhang

Der Autor

Michael Gienger sammelte Mineralien seit 1972 und befasste sich seit 1985 mit der Steinheilkunde und den energetischen Eigenschaften der Steine. Mit seinen Forschungen zur Steinheilkunde hat er sich über die Jahre internationales Ansehen erworben. Als Autor veröffentlichte er mehr als zwanzig Publikationen, von denen etliche zu den Standardwerken ihres Gebiets zählen und bereits in zehn Sprachen übersetzt wurden.

Viel zu früh starb Michael Gienger 2014, einen großes, reiches Werk hinterlassend. Viele seiner Schülerinnen und Schüler führen seine Arbeit fort.

Weitere Informationen: www.steinheilkunde.de

Dank

Für den Anstoß zu diesem Büchlein danke ich Sabine Schneider-Kühnle und Marco Schreier ganz herzlich, auch für alle Unterstützung mit Ideen, Anregungen und Materialien! Ines Blersch danke ich für die schönen Fotos, Anja Birkholz für den engagierten Einsatz als Fotomodell, Peter Walter für die Assistenz im Studio, Fred Hageneder von Dragon Design für die gelungene Gestaltung und Andreas Lentz, meinem Verleger, für die wohlwollende Begleitung und die rasche Umsetzung des Projekts. Ein ganz besonderes Dankeschön geht an Erwin Engelhardt, Wolfgang Dei, Walter von Holst, Monika Grundmann und Joachim Goebel für alle Inspirationen zum Thema sowie an alle Menschen, die mir in den letzten zwanzig Jahren ihre Erfahrungen mit den verschiedenen Methoden berichtet haben. Nur dadurch konnte dieses kleine Werk entstehen. Herzlichen Dank!

Abbildungsnachweis

Ines Blersch (www.inesblersch.de): Alle Fotos außer den folgenden.

Masaru Emoto/KOHA-Verlag (www.koha-verlag.de): Seite 9

Annette Jakobi (www.edelstein-massagen.de/tuebingen): Seite 10, 47

Lapis Vitalis (www.lapisvitalis.de): Seite 11, 14, 16, 52

Wolfgang Dengler (www.weltimstein.de): Seite 25

Joya International (www.joya.eu): Seite 38 oben

Andreas Lentz (www.neue-erde.de): Seite 39

Literatur

H. Bächtold-Stäubli: *Handwörterbuch des deutschen Aberglaubens*, Walter de Gruyter Verlag, Berlin 1987

M. Emoto: *Die Antwort des Wassers (Band 1)*, KOHA-Verlag, Burgrain 2002

M. Gienger: *Die Steinheilkunde*, Neue Erde, Saarbrücken 1995

M. Gienger: *Lexikon der Heilsteine*, Neue Erde, Saarbrücken 2000

M. Gienger: *Heilsteine – 430 Steine von A-Z*, Neue Erde, Saarbrücken 2003

M. Gienger: *Die Heilsteine Hausapotheke*, Neue Erde, Saarbrücken 2004

M. Gienger, J. Goebel: *Edelsteinwasser*, Neue Erde, Saarbrücken 2006

M. Gienger, J. Goebel: *Wassersteine*, Neue Erde, Saarbrücken 2007

M. Gienger, G. Glaser: *Salz – Nahrungsmittel, Heilmittel oder Gift?*, Neue Erde, Saarbrücken 2003

M. Gienger: *Die Heilsteine der Hildegard von Bingen*, Neue Erde, Saarbrücken 2004

M. Grundmann: *Schönheit durch Berühren*, Neue Erde, Saarbrücken 2006

W. Maier: *Der Mondschild* (Buch), Neue Erde, Saarbrücken 2001

R. Sheldrake: *Das Gedächtnis der Natur*, Scherz Verlag, München 1988

E. Stahl: *Die Mücke im Bernstein*, Franz Ehrenwirth Verlag, München 1971

R. Strebel, M. Gienger: *Die Individuelle Therapie*, AT-Verlag, Baden 2005

A. Witt, W. Maier, M. Gienger: *Der Mondschild* (Tafel), Neue Erde, Saarbrücken 2004

Michael Gienger

Die Steinheilkunde

Das unumstrittene Grundlagenwerk und erste Handbuch, das die Steinheilkunde als eigenständige Heilweise vorstellt. Aufbauend auf den vier grundlegenden Wirkungsprinzipien der Farbe, Substanz, Struktur und Entstehung der Steine bietet es einen Schlüssel, mit dem jede/r selbst den für sich individuell passenden Heilstein finden kann. Ausführliche heilkundliche Darstellungen wichtiger Heilsteine mit schönen, ganzseitigen Fotos runden das Buch ab.

416 Seiten, durchgehend farbig bebildert

Paperback ISBN 978-3-89060-648-4, Hardcover ISBN 978-3-89060-649-1

Michael Gienger

Lexikon der Heilsteine

Das erste große und verlässliche Nachschlagewerk der Steinheilkunde. Mehr als 450 Gesteine, Mineralien und Varietäten werden hier in ihren mineralogischen und heilkundlichen Eigenschaften beschrieben. Ein Buch, das sich in den zehn Jahren seines Bestehens auch einen festen Platz in der mineralogischen Literatur sichern konnte. Eine gut verständliche Einführung sowie ein umfangreicher Index runden das Werk ab. 1997 erstmals erschienen und 2000 vollständig überarbeitet.

Hardcover, 576 Seiten

ISBN 978-3-89060-032-1

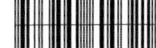

Michael Gienger

Die Heilsteine Hausapotheke

Die Heilsteine Hausapotheke ist ein Produkt von 27 EdelsteinberaterInnen und EdelsteintherapeutInnen, auf deren umfangreichen Praxiserfahrungen dieser Ratgeber basiert. In diesem Buch werden über 160 Erkrankungen bzw. seelische Beschwerden von A wie Asthma bis Z wie Zahnschmerzen besprochen und die Möglichkeiten und Grenzen ihrer steinheilkundlichen Therapie erläutert. 1999 erstmals erschienen, 2004 komplett überarbeitet und erweitert.

Paperback mit Klappen und Fadenheftung, 320 Seiten, mit 16 Farbtafeln

ISBN 978-3-89060-078-9

Michael Gienger, Joachim Goebel
Edelsteinwasser
Seit selbst angesetztes Edelsteinwasser in einer Fliege-Talkshow vorgestellt wurde, erfreut sich diese Anwendung immer größerer Beliebtheit als Trinkwasser und Heilmittel. Das Buch von Michael Gienger und Joachim Goebel ist ein wichtiger Leitfaden für den richtigen Umgang mit Edelsteinwasser: Es erläutert die Herstellung, Anwendung und Wirkung und zeigt, wie Fehler und Risiken vermieden werden können.
Klappenbroschur, 192 Seiten
ISBN 978-3-89060-241-7

Michael Gienger
Wassersteine
Nach einigen kurzen Grundlagen werden vorab die Edelsteine genannt, die wegen ihrer giftigen oder gesundheitlich abträglichen Absonderungen keinesfalls verwendet werden dürfen, anschließend werden 96 Wassersteine von A-Z und ihre spezifischen Wirkungen vorgestellt.

»Wassersteine« fasst die Grundlagen des »Edelsteinwasser« zusammen und dient so sowohl als kleines Nachschlagewerk für den täglichen Gebrauch, wie auch als leichter Einstieg für Neulinge.
Paperback, Taschenformat, 96 Seiten, durchgehend farbig illustriert
ISBN 978-3-89060-260-8

Audronè Ilgevicienè
Bernstein – Stein des Meeres, des Lichtes und der Sonne
Obwohl der Bernstein weithin bekannt ist und seit alters her geschätzt wird, so wird er heute in seinem Wesen und seinen vielfältigen Wirkungen kaum wirklich wahrgenommen. In Litauen gibt es eine in Urzeiten zurückreichende Überlieferung zum Bernstein, die die Autorin in diesem Buch – zusammen mit überwältigend schönen Fotos – zum ersten Mal einem breiteren Publikum zugänglich macht.
Klappenbroschur, 128 Seiten, viele farbige Fotos
ISBN 978-3-89060-536-4

Reinigen – Aufladen – Schützen
Michael Gienger

5. Auflage 2015

© Neue Erde GmbH 2008. Alle Rechte vorbehalten.

Titelseite: Foto Ines Blersch, Gestaltung Dragon Design, GB
Satz und Grafiken: Dragon Design, GB. Gesetzt aus der News Gothic
Gesamtherstellung: L.E.G.O. S.p.A., Lavis (TN)
Printed in Italy

ISBN 978-3-89060-277-6

Neue Erde GmbH · Cecilienstr. 29 · 66111 Saarbrücken · Deutschland · Planet Erde
www.neue-erde.de

Sie finden unsere Bücher in Ihrer Buchhandlung oder im Internet unter
www.neue-erde.de
   Bücher suchen unter: **www.buchhandel.de** (hier finden Sie alle lieferbaren
Bücher und eine Bestellmöglichkeit über eine Buchhandlung Ihrer Wahl).
   Bitte fordern Sie unser Gesamtverzeichnis an unter

Neue Erde GmbH
Cecilienstr. 29 · 66111 Saarbrücken
Fax: 0681-3904102 · info@neue-erde.de

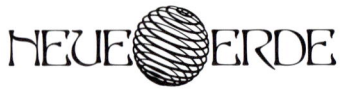